Hefte zur Zeitschrift „Der Unfallchirurg"

Herausgegeben von:
L. Schweiberer und H. Tscherne

260

D1730802

Springer

Berlin
Heidelberg
New York
Barcelona
Budapest
Hongkong
London
Mailand
Paris
Santa Clara
Singapur
Tokio

Burkhard W. Wippermann

Hydroxylapatitkeramik als Knochenersatzstoff

Experimentelle Untersuchungen am
Segmentdefekt der Schaftibia

Mit 78 Abbildungen und 18 Tabellen

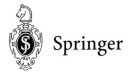 Springer

Reihenherausgeber

Professor Dr. Leonhard Schweiberer
Direktor der Chirurgischen Universitätsklinik München Innenstadt
Nußbaumstraße 20, D-80336 München

Professor Dr. Harald Tscherne
Medizinische Hochschule, Unfallchirurgische Klinik
Konstanty-Gutschow-Straße 8, D-30625 Hannover

Autor

Priv.-Doz. Dr. Burkhard W. Wippermann
Medizinische Hochschule, Unfallchirurgische Klinik
Konstanty-Gutschow-Str. 8, D-30625 Hannover

ISBN 3-540-61141-X Springer-Verlag Berlin Heidelberg New York

Die Deutsche Bibliothek   CIP-Einheitsaufnahme
[Der **Unfallchirurg / Hefte**] Hefte zur Zeitschrift „Der Unfallchirurg". – Berlin ; Heidelberg ;
New York ; Barcelona ; Budapest ; Hongkong ; London ; Mailand ; Paris ; Santa Clara ; Singapur ;
Tokio ; Springer.
Früher Schriftenreihe
Bis 226 (1992) u.d.T.: Hefte zur Unfallheilkunde
Reihe Hefte zu: Der Unfallchirurg
NE: HST
260. Wippermann, Burkhard W.: Hydroxylapatitkeramik als Knochenersatzstoff. – 1997
Wippermann, Burkhard W.: Hydroxylapatitkeramik als Knochenersatzstoff: experimentelle Unter-
suchungen am Segmentdefekt der Schaftibia ; mit 18 Tabellen/Burkhard W. Wippermann. -
Berlin ; Heidelberg ; New York ; Barcelona ; Budapest ; Hongkong ; London ; Mailand ;
Paris ; Santa Clara ; Singapur ; Tokio: Springer, 1997
(Hefte zur Zeitschrift „Der Unfallchirurg" ; 260)
ISBN 3-540-61141-X

Satz: FotoSatz Pfeifer GmbH, 82166 Gräfelfing
SPIN: 10530879   24/3135-5 4 3 2 1 0 – Gedruckt auf säurefreiem Papier

Für Jutta und Anne-Kathrin

Danksagung

Mein besonderer Dank gilt Herrn Prof. Dr. H. Tscherne, meinem hochverehrten Chef und Lehrer, für seine großzügige und tatkräftige Unterstützung, der ich nicht nur die Entstehung dieser Arbeit verdanke, sondern auch meinen wissenschaftlichen und beruflichen Werdegang; Herrn Prof. Dr. H. Zwipp, der meinen wissenschaftlichen Werdegang und auch diese Arbeit mit Rat und Tat begleitet hat; Frau Dr. Dingeldein und Herrn Dr. Wahlig, Abteilung Biomaterialien bei der Firma E. Merck, für ihre Unterstützung bei Durchführung dieser Studien; den Doktoranden Frau Janina Schulz, Herrn Peter Junge und Herrn Torsten Saemann für die Mithilfe bei den Versuchen und der Auswertung der Ergebnisse; Frau Ina Junge, Unfallchirurgische Forschung der MHH, für die Mithilfe bei der Durchführung der Versuche und die Erstellung der histologischen Präparate; Frau Kerstin Krumm, Unfallchirurgische Forschung der MHH, für die Mithilfe bei den Tieroperationen; Frau Dr. Constanze Bötel, Zentrales Tierlabor der MHH, für die tierärztliche Betreuung der Schafe; Herrn Karl-Heinz Napierski und Herrn Paul Zerbe, Zentrales Tierlabor der MHH, für die Operationsvorbereitungen und Betreuung der Tiere; Frau Ilka Grube und Herrn Horst Wesche DGPh, Photolabor der Unfallchirurgischen Klinik der MHH, für die Photoarbeiten; meiner Frau Jutta, Herrn Dr. Jürgen Koenen, Herrn Dr. Robert Schlömer und Frau cand. med. Antje Kniesch für die Korrektur des Manuskriptes; und der Firma E. Merck für die großzügige finanzielle Unterstützung.

B.W. Wippermann

Geleitwort

Der Ersatz von Knochendefekten ist in der Praxis des Unfallchirurgen und Orthopäden eine nahezu alltäglich auftretendes Problem. Neben autologer oder allogener Knochentransplantation und den Möglichkeiten des endoprothetischen Ersatzes, welche mit den bekannten Problemen behaftet sind, stehen in jüngerer Zeit auch für den routinemäßigen klinischen Einsatz Knochenersatzstoffe zur Verfügung. Mit der vorliegenden Studie erprobte Herr Wippermann eine in jüngerer Zeit entwickelte Hydroxylapatikeramik.

In einer über mehrere Jahre angelegten Versuchsreihe wurde zunächst das Versuchsmodell entwickelt. Es zeigte sich im Verlauf der Versuche, daß der gewählte Tibiasegmentdefekt des Schafes sehr gut geeignet ist, einen Knochenersatzstoff zu erproben. In den Kontrollversuchen zeigte sich, daß der leer belassene Defekt in der Regel nicht heilt und daß die autologe Spongiosaplastik eine zuverlässige Überbrückung des Defektes bewirkt.

Erstmals konnte in diesem Versuch gezeigt werden, daß die Kombination von poröser Hydroxylapatitkeramik und autologem Knochenmark einen knöchernen Defekt nahezu so effektiv überbrücken kann wie eine autologe Spongiosaplastik. Der Zusatz des Wachstumfaktors bFGF erbrachte in diesem Modell keine befriedigenden Ergebnisse. Eine Besonderheit dieser Studie war auch, daß zwei Versuchsgruppen über die sonst übliche Zeit von 3 Monaten hinaus beobachtet wurden. Nach 6 Monaten konnte sogar bei 2 Tieren in der Keramikgruppe das Osteosynthesematerial erfolgreich entfernt werden. Nach einem Jahr Beobachtungszeit war der Defekt bei beiden Tieren biomechanisch fester als die intakte Gegenseite.

Allerdings zeigte sich auch nach längerer Beobachtungszeit, daß die verpflanzte Keramik fast nicht resorbiert wird. Idealerweise würde man sich eine langsame, mit der körpereigenen Knochenneubildung balancierte Resorption des Knochenersatzstoffes wünschen. Hier bleibt sicherlich Raum für weitere Forschungen auf diesem spannenden und relevanten Gebiet.

Der besondere Wert dieser sehr umfangreichen Arbeit liegt in der Entwicklung des Versuchsmodells, der sorgfältigen Planung und gewissenhaften Durchführung der Experimente. Die Ergebnisse ermöglichen somit Rückschlüsse über die Grenzen und Möglichkeiten des klinischen Einsatzes von Hydroxylapatit als Knochenersatzstoff. Nicht zuletzt aufgrund der hier vorgelegten Untersuchungen wird diese Keramik inzwischen erfolgreich in der Klinik eingesetz.

Hannover, im Sommer 1996   *H. Tscherne*

Inhaltsverzeichnis

1 Einleitung

Die Auffüllung großer posttraumatischer oder tumorbedingter Knochendefekte stellt nach wie vor ein bedeutendes klinisches Problem dar. Die Tatsache, daß in den USA jährlich annähernd 200 000 Knochentransplantationen durchgeführt werden [118], unterstreicht eindrucksvoll die medizinische und volkswirtschaftliche Wertigkeit des Problems. In der Unfallchirurgischen Klinik der Medizinischen Hochschule Hannover (MHH) wurden in der Zeit von 1975–1990 insgesamt 2072 allogene Knochentransplantationen vorgenommen [73], und in der Zeit vom 1.1.1982 bis zum 31.12.1991 waren 1191 Spongiosaentnahmen vom Beckenkamm notwendig [99]. Für den Zehnjahreszeitraum von 1982–1991 wurden insgesamt etwa 2570 allogene und autogene Knochenverpflanzungen vorgenommen, während in der gleichen Zeit 30 695 Operationen durchgeführt wurden. Bei fast jedem 10. Eingriff war also eine Knochenverpflanzung erforderlich.

Da die konventionellen Techniken der Knochenverpflanzung (allogen und autogen) mit vielen Nachteilen behaftet sind, konzentrieren sich die wissenschaftlichen Bemühungen in diesem Bereich im wesentlichen auf zwei Ziele:

1. Verbesserung der bestehenden Techniken,
2. Alternativen zu den klassischen Formen der Knochentransplantation.

In den nachfolgenden Ausführungen soll der aktuelle Stand des Wissens über die Knochenverpflanzung und ihrer möglichen Alternativen dargestellt werden. Die der Beurteilung der Wertigkeit eines Transplantates zugrundeliegenden wichtigsten Kriterien sind nachfolgend aufgeführt.

1.1
Transplantateigenschaften

1. Das Transplantat soll *biokompatibel* sein. Biokompatibilität bedeutet, daß eine Verträglichkeit des Materials zum körpereigenen Gewebe vorliegt. Abstoßungsreaktionen finden nicht statt.

2. Die Transplantatstruktur soll *osteokonduktiv* sein (Leitschiene). Die Transplantatrevaskularisierung ist in Ausmaß und Geschwindigkeit abhängig von der Struktur des Transplantates sowie von der mechanischen Stabilität. Hierbei spielt insbesondere die Porengröße sowohl bei der Vaskularisierung als auch bei der nachfolgenden Osteogenese eine entscheidende Rolle.

3. Das Transplantat soll *osteoinduktiv* sein. Unter Osteoinduktion verstehen wir

die Fähigkeit eines Materials, die Differenzierung unspezifischer, mesenchymaler Zellen zu Chondro- und Osteoblasten zu bewirken.

4. Das Transplantat soll zur Erhaltung der mechanischen Stabilität nur wenig und langsam *biodegradabel* sein. Hiermit ist der im Körpermilieu stattfindende Abbau von Implantaten oder sonstigen, als Gewebesubstitution eingebrachten Materialien gemeint [79]. Dieser Abbau kann biochemisch, physikalisch, humoral oder zellulär in Gang gesetzt und unterhalten werden. Alle Wege sind kombinierbar. Der Abbau soll mit der gleichzeitigen Osteogenese im proportionalen Ausgleich stehen, um eine mechanische Schwächung des Transplantatlagers zu vermeiden, vergleichbar dem physiologischen Remodelling.

5. Das Transplantat soll *sterilisierbar* sein. Nur so kann eine Übertragung von infektiösen Krankheiten, insbesondere der sich ausbreitenden HIV-Viruserkrankungen, sicher ausgeschlossen werden.

6. Das Transplantat soll jederzeit in ausreichender Menge und Zubereitung verfügbar sein.

7. Das Transplantat soll *stabil* genug sein, um den physiologischen Kräften eines voll belasteten Körperabschnittes standzuhalten.

1.2
Die klassischen Verfahren zum Knochenersatz

1.2.1
Autologe Spongiosaplastik

In der Diskussion über die biologische Wertigkeit der autologen Spongiosa gibt es zwischen allen Autoren Einstimmigkeit [24, 40, 78, 102].

Die autologe Spongiosa ist Wertmaßstab aller Knochenersatzmaterialien, die zur Rekonstruktion verlorengegangener Knochensubstanz verwendet werden sollen.

Sie erfüllt in idealer Weise die geforderten Transplantateigenschaften 1 – 4, Punkt 5 kann vernachlässigt werden. Einschränkungen müssen allerdings in der Quantität der zur Verfügung stehenden Knochenmenge gemacht werden. Die Stabilität eines autologen Transplantates wird vornehmlich durch die Entnahmetechnik bestimmt (Entnahme als mono-, bi- oder trikortikaler Block).

Selbst bei Ausnutzung aller gängigen Spongiosaentnahmestellen kann es, insbesondere nach Mehrfacheingriffen, zu einem Mangel an transplantationsfähiger Spongiosa kommen.

Neben den hervorragenden Eigenschaften auf der Empfängerseite stehen diesem Verfahren ein erheblicher operativer Aufwand sowie eine erhebliche subjektive Belastung des Patienten gegenüber. In einem großen Prozentsatz der Fälle empfinden die Patienten postoperativ mehr Schmerzen an der Spongiosaentnahmestelle als an der Stelle der eigentlichen Transplantation, insbesondere bei Entnahme der Spongiosa aus dem Beckenkamm, der von allen Autoren favorisierten primären Entnahmestelle.

Neben der eigentlichen Operation bedeutet die Spongiosaentnahme einen Zweiteingriff, der wie jeder andere operative Eingriff auch postoperative Komplikationen an der Entnahmestelle nach sich ziehen kann. In der Literatur gibt es sehr widersprüchliche Angaben. Sie reichen von keinerlei Komplikationen [54] bis zu 21% postoperativen Komplikationen bei der Entnahme kortikospongiöser Späne [30, 88, 118].

Die Ergebnisse einer eigenen Untersuchung zu den Komplikationen der autologen Knochenentnahme [99] sind nachfolgend kurz zusammengefaßt:

Ziel dieser Arbeit war es, die Komplikationen der Knochentransplantatentnahme am Beckenkamm zu analysieren und mögliche Einflußfaktoren auf ihre Entstehung zu ermitteln.

Die operative Revisionsquote der an der Unfallchirurgischen Klinik der MHH in der Zeit vom 1.1.1982 bis zum 31.12.1991 durchgeführten Spongiosaentnahmen wurde mittels Durchsicht der Operationsausweise ermittelt. Zur detaillierten Analyse der Komplikationen wurden die Patientenakten der Spongiosaentnahmen aus dem Jahr 1991 ausgewertet. Diesen Patienten wurde zusätzlich ein Fragebogen zugesandt. Die Rücklaufquote dieser Fragebogenaktion betrug 93 %: Alle Patienten, die im Fragebogen über anhaltende Beschwerden klagten (n = 32), wurden einer klinischen Nachuntersuchung unterzogen.

Im Zehnjahreszeitraum wurden insgesamt 1191 Spongiosaentnahmen vorgenommen, davon 42 % am hinteren und 58 % am vorderen Beckenkamm. Insgesamt wurden 23 operative Revisionen am Beckenkamm durchgeführt (Revisionsquote: 1,9 %). Der Ort der Beckenkammentnahme (vorderer vs. hinterer Beckenkamm) hatte keinen Einfluß auf die Revisionshäufigkeit.

Im Jahre 1991 wurden 104 Spongiosaentnahmen bei 97 Patienten durchgeführt. Es waren 3 operative Revisionen bei 2 Patienten notwendig. Indikationen und Lokalisation der Spongiosaentnahme waren ähnlich verteilt wie im Gesamtkollektiv. Bei 19 Patienten (19,6 %) traten Wundkomplikationen in Form von Hämatomen (n = 15), Wundinfektionen (n = 2) oder Seromen (n = 3) auf. Bei 12 der 15 Hämatome war eine Punktion notwendig. Das Auftreten von Komplikationen hatte jedoch keinen Einfluß auf die Dauer des stationären Aufenthaltes. Die Thromboseprophylaxe mit einem Heparinfragment und die Einlage eines Hämostyptikums schienen mit einer niedrigeren Komplikationsrate vergesellschaftet zu sein, dieser Unterschied war jedoch nicht signifikant (Fisher-Exact-Test).

Im Rahmen der klinischen Nachuntersuchung wurde ein vollständiger und bleibender Ausfall des N. cutaneus femoris lateralis in 2 Fällen beobachtet. Anhaltende Gefühlsstörungen im Ausbreitungsgebiet dieses Nervs wurden von 8 Patienten angegeben (25 %). Nach einer durchschnittlichen Nachuntersuchungszeit von 16,3 Monaten hatten noch 55,2 % aller Patienten anhaltende Beschwerden, die allerdings von mehr als der Hälfte als gering eingestuft wurden. Beeinträchtigt waren die Patienten durch Stufenbildungen, Druckempfindlichkeit, Sensibilitätsstörungen, unästhetischer Narbenbildung, Lage des Hautschnittes direkt über der Spina iliaca oder Crista iliaca.

Operative Revisionen waren nur in Einzelfällen (n = 3) notwendig. Überraschend war die große Zahl an Hämatomen, welche in 12 von 15 Fällen zum Teil mehrfache Punktionen notwendig machte.

Die Tatsache, daß sich nach 16 Monaten mehr als die Hälfte der Patienten von der Spongiosaentnahmeoperation mehr oder weniger stark beeinträchtigt fühlt, läßt auch in der Zukunft die Suche nach geeigneten Ersatzverfahren sinnvoll erscheinen.

Der Versuch, obengenannte Nachteile und Einschränkungen zu umgehen, führte zunächst zur Verwendung von allogenen und heterogenen Knochentransplantaten, die aber alle dem Vergleich mit den Ergebnissen der autologen Spongiosatransplantation nicht standhielten bzw. versagten.

1.2.2
Allogene Transplantate

Obwohl die erste Transplantation von homologem Knochengewebe schon mehr als 100 Jahre zurückliegt und in den letzten Jahrzehnten breite klinische Anwendung gefunden hat, ist ihre Beurteilung nach klinischen Erfahrungen und multiplen klinischen und experimentellen Studien uneinheitlich geblieben [26].

Problematisch ist einerseits die Immunisierung gegen das Transplantat und die damit verbundene Abstoßungsreaktion mit nachfolgender Zerstörung der transplantierten Zellen sowie dem Untergang der bis dahin eingesproßten Gefäße [93]. Andererseits besteht die Gefahr der Immunisierung gegen Blutgruppenantigene im ABO-System; das Gleiche gilt für Inkompatibilitäten beim Rhesusfaktor. Dies hat zumindest bei der Transplantation von allogenem Knochen bei noch gebärfähigen Frauen große klinische Relevanz [51].

Stützle et al. [100] zum Beispiel sehen in der blutgruppenungleichen, homologen Knochentransplantation die Ursache für Transplantationsfehlschläge.

Die Gefahr einer viralen Infektionsübertragung mit homologen Knochentransplantaten, insbesondere unter dem Eindruck der sich stark verbreitenden HIV-Infektion, ist Gegenstand aktueller Diskussionen. Dies besonders, nachdem die Transmission von HIV Typ 1 von einem seronegativen Spender auf einen Empfänger beschrieben ist [12, 82, 89, 97, 113]. Das Problem der HIV-Übertragung kann auf zwei Wegen gelöst werden:

1. Verbesserte Diagnostik: Durch Wiederholungsuntersuchung am lebenden Spender oder anderen Empfängern von Allografts [35] läßt sich das Infektionsrisiko erheblich verringern. Neuerdings steht auch die Polymerase Chain Reaction (PCR) zum direkten Virusnachweis im allogenen Transplantat zur Verfügung [77, 86]. Leider ist diese Untersuchung sehr teuer und zeitaufwendig und steht daher nicht generell zur Verfügung.

2. Sterilisation des Allotransplantates: Zur Sterilisation der Transplantate wurden bereits verschiedene Verfahren erprobt. Die Sterilisation mittels Autoklavierung [111], Ethylenoxid [100] und Röntgenstrahlen [111] geht mit einer herabgesetzten osteogenetischen Potenz [93] und/oder deutlich schlechteren biomechanischen Eigenschaften einher. Die kürzlich vorgeschlagene Thermobehandlung des allogenen Knochens mag eine Alternative zu den zuvor beschriebenen Verfahren darstellen, sie muß sich allerdings noch im klinischen Alltag bewähren [52].

Neben der Übertragung von Infektionskrankheiten durch den Spender ist der Transplantatempfänger durch eine mikrobielle Kontamination des Transplantates gefährdet. Doppelt [23] und Tomford [105] wiesen eine bakterielle Besiedelung von bis zu 35% der von ihnen untersuchten Bankknochen nach.

Die Bedingungen für eine allogene Knochentransplantation gemäß den Richtlinien der Bundesärztekammer [35] müssen als Mindestforderungen eingestuft werden. Sie stellen aber die Betreiber vieler Knochenbanken vor unlösbare Probleme, mit der Folge, daß viele Knochenbanken aufgegeben wurden bzw. das Transplantationsaufkommen von allogenem Knochen zugunsten autogener Transplantate vermindert wurde [51].

Ein weiterer wesentlicher Aspekt sind die Kosten, die entstehen, wenn allogene Transplantate nach der ohne Frage notwendigen, gewissenhaften und sorgfältigen

Auswahl und Kontrolle sowie sicheren Lagerung zur Transplantation freigegeben werden. Nach Tomford [105] betrugen die Kosten für jedes Knochentransplantat bereits im Jahre 1983 bei Einhaltung der heute allgemein gültigen Sicherheitsvorkehrungen ca. 2500 US$.

Zusammenfassend kann festgestellt werden, daß allogener Knochen von den geforderten Transplantateigenschaften (s. 1.1) nur die Punkte 2, 4, 6 und 7 voll erfüllt, während die übrigen Merkmale allenfalls mit Einschränkungen vorhanden sind.

Die oben beschriebenen Nachteile der allogenen und autogenen Knochentransplantation haben in den letzten Jahrzehnten die Suche nach alternativen Verfahren stimuliert. Diese werden in den nachfolgenden Abschnitten dargestellt werden.

1.3
Alternativen zu den klassischen Verfahren des Knochenersatzes

Die Alternativen zu den klassischen Verfahren des Knochenersatzes können im wesentlichen in 4 z.Z. relevante Bereiche eingeteilt werden:

1. die Knochenneubildung mittels Distraktionsosteogenese,
2. die Anregung zur Knochenneubildung mittels Wachstumsfaktoren,
3. der Knochenersatz mittels anorganischer Substanzen,
4. die Kombination von Wachstumsfaktoren und anorganischen Substanzen.

Nachfolgend soll kurz der Stand des Wissens zu diesen Methoden und Substanzen dargelegt werden.

1.3.1
Die Ilizarov-Methode

Die Technik des Knochenersatzes mittels Knochentransport nach Ilizarov hat sich nach anfangs weit verbreiteter Skepsis in den letzten Jahren mehr und mehr durchgesetzt [41]. Der Vorteil dieser Methode liegt v.a. in der Möglichkeit der gleichzeitigen Behandlung von Knochen- und Weichteildefekten selbst im Infekt. Bei konsequenter Anwendung dieses Verfahrens kann sowohl auf den sonst üblichen freien Gewebetransfer wie auch auf die Knochentransplantation bei der Behandlung von Infekt-Defekt-Situationen weitgehend verzichtet werden. Allerdings ist auch diese Technik mit einer Reihe von Komplikationen behaftet, und die oftmals mehrmonatige Behandlungszeit mit dem Fixateur externe stellt eine große Belastung für die Patienten dar. In den nächsten Jahren werden die Indikationen für dieses Verfahren genauer definiert werden. Es hat allerdings jetzt bereits seinen festen Platz als Alternative zur Knochenverpflanzung in der Behandlung diaphysärer Knochendefekte gefunden.

1.3.2
Wachstumsfaktoren

Marshall Urist gilt als der Entdecker der osteoinduktiven Präparate. Er beschrieb bereits im Jahr 1965, daß die Implantation von demineralisierten, lyophilisierten Knochensegmenten in ein subkutanes Lager zu einer Autoinduktion von neu gebildetem Knochen führt [109]. Damit war erstmals der Beweis erbracht, daß sich in der nicht mineralisierten Phase des Knochens Substanzen befinden müssen, welche für sich allein oder in Kombination eine Knochenneubildung hervorrufen können.

1.3.2.1
Allogene Knochenmatrix

Die Entwicklung führte dann zunächst weiter zur allogenen Knochenmatrix. Es zeigte sich, daß demineralisiertes Knochenpulver im Tierversuch Knochensegment-defekte zur Ausheilung bringen kann [7]. In der frühen Phase der tierexperimentellen Untersuchungen wurden überwiegend Ratten und Kaninchen verwendet, bei denen die allogene Knochenmatrix auch in der Regel mit Erfolg verwendet werden konnte. Untersuchungen an höheren Tierspezies, wie z.B. beim Hund, konnten jedoch nicht überzeugen [25, 90, 115]. Es stellte sich in der Folgezeit heraus, daß die Wirksamkeit der Knochenmatrix neben der Art der Präparation auch von der Lagerung und vom gewählten Sterilisationsverfahren abhängt und in der klinischen Anwendung nicht zuverlässig ist [37].

1.3.2.2
Bone Morphogenetic Protein (BMP)

Ziel der weiteren Forschung war es, die in der Knochenmatrix enthaltenen Wachstumsfaktoren zu isolieren und sie somit in konzentrierter Form applizieren zu können. Marshall Urist gelang es im Jahre 1979, erstmals das BMP aus dem Knochen von Ratten und Kaninchen zu isolieren [110]. In der jüngsten Zeit hat sich herausgestellt, daß BMP ein Mitglied der Transforming Growth Factor β (TGFβ) superfamily ist. TGFβ sind Peptide, denen eine Schlüsselrolle in der Regulation der Knochenneubildung zukommt [53, 87]. Zur Zeit sind aus der TGFβ-superfamily die Wachstumsfaktoren TGFβ1 und TGFβ2 sowie BMP1-7 bekannt. Die meisten BMP können heute als humane BMP gentechnisch hergestellt werden. Für das BMP2 konnte inzwischen eine dosisabhängige Wirksamkeit bezüglich der Knochenneubildung nachgewiesen werden [117]. Erste ermutigende klinische Ergebnisse in der Behandlung von segmentalen Knochendefekten liegen bereits vor [43]. Durch die – jetzt mögliche – rekombinante Herstellung des Wachstumsfaktors wird in Zukunft mit einem vermehrten Einsatz auch in der Klinik gerechnet. Zur Zeit ist aber noch nicht geklärt, in welcher Form und mit welchem Träger die Wachstumsfaktoren am besten appliziert werden.

1.3.2.3
Der basische Fibroblastenwachstumsfaktor (FGF)

Die Existenz von Substanzen, die das Wachstum von Fibroblastenkulturen stimulieren, ist seit ca. 50 Jahren bekannt. In den Jahren 1973 bzw. 1975 ist es gelungen, aus Hirngewebe bzw. Gewebe von Hirnanhangdrüsen eine Substanz zu isolieren, die in vitro auf Fibroblastenkulturen mitogen wirkt [32]. Im Jahre 1985 konnte die Substanz als ein einkettiges Protein mit 146 Aminosäuren und einem Molekulargewicht von ca. 16–18 kDalton identifiziert werden [28].

Neben der mitogenen Aktivität und der damit verbundenen induzierten Zellteilung konnten später chemotaktische Wirkungen nachgewiesen werden [98].

Damit nimmt FGF Einfluß auf die Migration von Zellen, was einen wichtigen Aspekt in Hinsicht auf die biologische Erschließung von Transplantaten bzw. Implantaten darstellt.

Weitere stimulierende Wirkungen konnten bei der zellulären Eiweißsynthese gefunden werden, der Nachweis der Wirksamkeit von FGF als angiogenetischer Faktor in verschiedenen Geweben wies erneut auf die multifunktionelle Aktivität hin [16, 17, 27, 44, 76, 106].

Motiviert von obigen Erkenntnissen wurde in einer experimentellen Untersuchung an Ratten die Wirkung von FGF bei der Frakturheilung untersucht. Hierbei fand sich eine signifikante Zunahme der Kallusbildung in der Versuchsgruppe, der FGF in den Frakturspalt injiziert wurde [42].

Eine weitere Studie, bei der demineralisierte Femurdiaphysen von Ratten mit FGF augmentiert und intramuskulär bei Ratten implantiert wurden, zeigte eine um 25 % höhere Zunahme der Knochenneubildung in der FGF-Gruppe im Vergleich zur nicht augmentierten Kontrollgruppe [2]. In einer späteren Studie konnte die gleiche Autorengruppe eine Dosisabhängigkeit dieses Effektes nachweisen [3].

1.3.2.4
Insulinlike Growth Factor (IGF)

Der IGF wird auch Somatomedin genannt und hat einen wichtigen Einfluß auf das Wachstum des Skelettsystems. Der Serumkonzentration wird vom Wachstumshormon gesteuert, und es wird vermutet, daß der IGF der Vermittler der Wachstumshormonwirkung ist. Der IGF ist eine besonders potente mitogene Substanz mit bevorzugter Wirkung an Chrondrozyten und Osteoblasten. So wird z. B. die Inkorporation von Sulfaten in Proteoglykane des Knorpels gefördert. Außerdem kann IGF die Replikation von Proosteoblasten in der Zellkultur stimulieren. Obwohl in jüngster Zeit nachgewiesen werden konnte, daß IGF die Kollagensynthese in Rattencalvaria fördern kann [60], hat die lokale Applikation von IGF in heilende Frakturen keine Verbesserung der Heilung ergeben [1]. Es ist also zur Zeit nicht klar, ob IGF allein oder in Kombination mit anderen Substanzen eine Knochenneubildung induzieren kann.

1.3.2.5
Platelet-Derived Growth Factor (PDGF)

Der PDGF ist ebenfalls eine potente mitogene Substanz mit besonderer Wirkung auf Zellen mit Bindegewebeursprung. PDGF wurde nicht nur aus Blutplättchen, sondern auch aus Knochenmatrix in hohen Konzentrationen isoliert. PDGF kann sowohl systemisch als auch lokal die Knochenneubildung stimulieren, indem es die DNA und die Proteinsynthese im Knochen anregt [11]. Informationen zum klinischen Einsatz der beiden letztgenannten Wachstumsfaktoren liegen z. Z. nicht vor. In einer kürzlich erschienenen Übersichtsarbeit ist die Rolle der Wachstumsfaktoren für die Frakturheilung zusammengefaßt [6].

1.3.2.6
Autologes Knochenmark

Autologes Knochenmark ist keines der klassischen osteoinduktiven Peptide, wie sie weiter oben in diesem Kapitel aufgeführt sind. Die zuvor beschriebenen Wachstumsfaktoren sind aber, wenn auch in geringerer Konzentration, im Knochenmark vorhanden. Zusätzlich können mit Knochenmark pluripotente Stammzellen transplantiert werden, welche sich wiederum zu Osteoprogenitorzellen und zu Osteoblasten differenzieren können. Schon 1948 beschrieb Pfeiffer [70] eine Knochenneubildung in der vorderen Augenkammer nach Transplantation von Knochenmark. Die bedeutende Rolle des Knochenmarkes für die Inkorporation eines Knochentransplantates ist unumstritten [10, 104]. In jüngster Zeit wurde über erfolgversprechende, experimentelle und klinische Ergebnisse mit perkutaner Knochenmarkinjektion bei der Behandlung von Pseudarthrosen berichtet [15, 103]. Die osteogene Potenz von Knochenmark kann durch Konzentration der zellulären Bestandteile mittels Zentrifugation verbessert werden [14], was ebenfalls dafür spricht, daß die Osteogenese tatsächlich von den transplantierten Zellen ausgeht.

1.3.3
Anorganische Knochenimplantate

1.3.3.1
Allgemeines

Unter den zahlreichen bekannten anorganischen Knochenersatzstoffen sind die bioaktiven Implantate die vielversprechendsten. Bioaktiv bedeutet in diesem speziellen Fall, daß das Implantat eine chemische Bindung mit dem Empfängerknochen oder dem neu gebildeten Knochen eingeht, ohne daß eine Bindegewebeschicht interponiert ist. Die wichtigsten Vertreter dieser Substanzklasse sind die Biogläser [36] und die Biokeramiken. Wegen ihrer bekanntermaßen geringeren Bioaktivität werden die Gläser hier nicht näher besprochen[47].

In Anlehnung an die mineralischen Bestandteile des natürlichen Knochens wird schon lange versucht, synthetische Kalziumphosphatkeramiken als Knochenersatzmaterial sowohl experimentell als auch klinisch einzusetzen. Frühe Versuche, natürlichen Knochen durch Mazeration oder Ausglühen von seinen organischen Bestandteilen zu reinigen, führten zum Verlust der mechanischen Festigkeit bzw. zu einer Verkohlung der organischen Bestandteile, die in oder an der Mineralstruktur verblieben. Diese Verkohlungen riefen nach der Implantation eine starke Fremdkörperreaktion hervor [46].

Auf der Suche nach geeigneten Mineralstrukturen wurde seit 1974 mit Kalziumphosphaten aus Korallen gearbeitet, deren makroskopische Struktur derjenigen der humanen Spongiosa sehr ähnlich ist. Durch einfache hydrothermische Behandlung konnte das natürliche Karbonat in Kalziumphosphat umgewandelt werden [8]. Die Ergebnisse der mit diesen natürlichen Kalziumphosphatkeramiken durchgeführten, tierexperimentellen und klinischen Versuche [39] decken sich mit denen, die in multiplen Studien und klinischen Anwendungen mit synthetischen Kalziumphosphatkeramiken gefunden wurden.

Seit Ende der 70er Jahre werden Bemühungen zur Herstellung mineralischer Knochenersatzmaterialien aus synthetisch hergestellten und porosierten Kalziumphosphaten, in erster Linie Trikalziumphosphat sowie Hydroxylapatit (HA), unternommen.

Nach den richtungsweisenden Untersuchungen von Osborn [65, 67, 68] über das biologische Verhalten dieser neuen Implantatwerkstoffe erfolgten zahlreiche Mitteilungen [4, 8, 39, 46, 48, 58, 63, 75, 85, 102, 107], die über die Ergebnisse tierexperimenteller Studien berichteten.

Diese sind, gemessen an ihrem biologischen Verhalten, vergleichbar mit den Ergebnissen, die nach früher klinischer Anwendung in der Kiefer- und Gesichtschirurgie [66] sowie Traumatologie [5, 19, 61, 64, 79 – 81, 91] veröffentlicht wurden.

1.3.3.2
Biologisches Verhalten von Keramikkörpern als Knochenersatz

Das biologische Verhalten von Keramikkörpern wird im einzelnen durch folgende Kriterien bestimmt:

Biokompatibilität: Für Kalziumphosphatkeramiken gilt, daß sie bioaktiv sind. Dies bedeutet, daß eine Verbundosteogenese mit flächenhaftem, direktem Knochenanwuchs ohne Zwischenschicht stattfindet. Elektronenmikroskopisch konnte nachgewiesen werden, daß die mineralische Phase der Keramik direkt in die biologische Mineralphase des Knochens übergeht [66]. Diese Beobachtung ist nicht verwunderlich, da das HA etwa 60% der festen Bestandteile des Knochens ausmacht [72].

Die Ergebnisse bei klinischen Anwendungen von mit HA beschichteten, metallischen Implantaten unterstreichen obige Beobachtung. Der Ort des Versagens bei mechanischer Belastung findet sich zwischen dem metallischen Implantat und der Keramik und nicht zwischen der Keramik und dem Knochen [18].

Porenstruktur: Bei der Porenstruktur muß zwischen der Porosität des Keramikkörpers allgemein und der Verteilung zwischen Makro- und Mikroporosität, insbesondere der interkonnektierenden Poren, unterschieden werden.

Hier beeinflußt die Gesamtporosität entscheidend die Druckfestigkeit. Die Porengröße sollte mindestens 200 µm betragen, um ein Einwachsen von lamellärem Knochen in die Keramik zu ermöglichen [33, 69, 83, 108].

Mechanische Eigenschaften: Kalziumphosphatkeramiken müssen als ausgesprochen spröde bezeichnet werden. Ihre Druckfestigkeit ist zur Porosität umgekehrt proportional, hier konkurrieren Materialfestigkeit und biologische Integrationsfähigkeit.

Resorption und Degradation: In bezug auf die zuvor genannten Kriterien verhalten sich Trikalzium- und HA-Keramiken annähernd gleich. In bezug auf Resorption und Degradation finden sich aber große Unterschiede [62].

Allgemein ist die Geschwindigkeit der Resorption abhängig von der Größe der Oberfläche (Mikroporosität) und der chemischen Reinheit der Keramik.

Im Gegensatz zur langsamen Degradation bei der HA-Keramik finden sich beim Trikalziumphosphat schon früh Degradationserscheinungen. Hierfür ist neben der höheren chemischen Löslichkeit auch eine erhebliche Makrophagenaktivität ursächlich [50, 59, 64, 79, 112].

Der Umbau der Apatitkeramiken geschieht dabei ohne Beteiligung von Makrophagen, ausschließlich durch die Osteozyten, d. h. exakt nach dem Prinzip des physiologischen Remodellings.

1.3.4
Kombination von anorganischen Implantaten und Wachstumsfaktoren

Die Analyse der oben aufgeführten Erkenntnisse legt es nahe, die überwiegend konduktiven Eigenschaften einer Biokeramik mit der osteoinduktiven Potenz eines Wachstumsfaktors zu kombinieren. Über diese Kombinationen, sog. Composites, gibt es bereits eine Reihe von experimentellen Arbeiten und auch wenige klinische Studien. Eine verläßliche Knocheninduktion und Integration der Keramik konnte für die Kombination von Keramik und BMP nachgewiesen werden [45, 74, 101]. Chapman et al. konnten zeigen, daß die Einheilung einer biphasischen Keramik in einen Segmentdefekt der Hundeulna durch die Zugabe von autologem Knochenmark deutlich verbessert werden konnte [34]. Golberg et al. konnten außerdem zeigen, daß die Knochenneubildung in einem Composite aus poröser Kalziumphosphatkeramik und Knochenmark in der frühen Phase der Osteogenese – den ersten 3–4 Wochen – von den transplantierten Zellen ausgeht, während in einem späteren Stadium, 8–12 Wochen nach Implantation, die Empfängerzellen die entscheidende Rolle spielen [31]. Eine Studie über die Kombination von FGF und einer Keramik wurde bisher nicht veröffentlicht.

Die zuvor beschriebenen Studien weisen zwei wesentliche Nachteile auf:

1. Bei den meisten Untersuchungen handelt es sich um Implantationen in ektope Lager bzw. in Bohrlochdefekte. Diese Versuchsanordnungen erlauben in der Regel nur eine Beurteilung von morphologischen Parametern. Diese müssen aber nicht unbedingt mit den biomechanischen Ergebnissen korrelieren.
2. Die einzige Studie, in der bisher ein Keramikkomposit an einem Segmentdefekt erprobt wurde, hat den Nachteil, daß die Hundeulna ein paariger Knochen ist. Mit diesem Modell kann somit zwar die Ausheilungsrate des Defektes bestimmt werden, ob die von dem Komposit erreichte Festigkeit aber ausreicht, das volle Körpergewicht bei normaler Belastung aufzunehmen, bleibt ungewiß.

1.4
Problemstellung

Mit der vorliegenden Studie sollen die folgenden Fragen beantwortet werden:

1. Kann eine HA-Keramik aus boviner Spongiosa einen Tibiasegmentdefekt zuverlässig überbrücken?
2. Kann die Einheilung der Keramik durch Beladung mit 0,2 g basic FGF, autologem Knochenmark oder einer Kombination dieser Substanzen verbessert werden?
3. Kann trotz Implantation eines potentiell nicht resorbierbaren HA-Keramikkörpers ein Remodelling des Defektes stattfinden?

1.5
Theoretische Modellanordnung

Der Beantwortung dieser Fragen wurde nachfolgende theoretische Modellanordnung zugrunde gelegt:

Es wurde ein 2 cm großer Segmentdefekt in Schaftmitte der Schafstibia gesetzt. Zur Defektauffüllung wurden 4 experimentelle Gruppen gebildet: 1. HA-Keramik, 2. HA-Keramik + FGF, 3. HA-Keramik + autologes Knochenmark, 4. HA-Keramik + FGF + autologes Knochenmark. Als Kontrollgruppen diente eine autologe Spongiosaplastik und der Leerdefekt. Alle Tiere wurden für 3 Monate beobachtet.

Zur Beantwortung der Frage nach dem Remodelling wurden eine Gruppe mit HA-Keramik + Knochenmark und eine Gruppe mit autologer Spongiosaplastik zusätzlich für jeweils 6 Monate beobachtet.

Die Modellanordnung erlaubt eine morphologische und biomechanische Analyse der Defektüberbrückung in einem voll belasteten, singulären Knochen. Die Dimensionen und die Physiologie des Schafsknochens sollten Rückschlüsse für die klinische Praxis erlauben [56, 96].

2 Material und Methoden

2.1
Versuchstiere

Vor Beginn dieser Studie wurde eine Genehmigung der Bezirksregierung Hannover für die Beschaffung der Versuchstiere und die Durchführung der Versuche eingeholt. Als Versuchstier wurde das erwachsene, mindestens 2jährige Schwarzkopfmutterschaf gewählt [38]. Alle Tiere wurden von der Niedersächsischen Schafsverwertung e.G.[1] bezogen. Das Durchschnittsgewicht der Tiere betrug 69,6 kg (von 51–93 kg). Einschließlich zweier Pilottiere wurden insgesamt 70 Tiere vom Verfasser dieser Arbeit oder unter seiner Assistenz operiert. Die Tiere verteilten sich auf die Versuchsgruppen wie folgt (Tabelle 1):

Tabelle 1. Zusammenstellung der Versuchsgruppen

Keramik	Keramik + FGF	Keramik + Mark	Keramik + Mark + FGF	Spongiosa	Leerdefekt	Keramik + Mark 6 Monate	Spongiosa 6 Monate
n = 7	n = 9	n = 9	n = 9	n = 7	n = 7	n = 10	n = 10

Die beiden Pilottiere wurden nicht in die Auswertung einbezogen, so daß insgesamt 68 Tiere Gegenstand dieses Berichtes sind. Die Eingriffe an den Tieren wurden im Zeitraum von Mai 1991 bis Oktober 1992 vorgenommen. Die letzten Tiere wurden im Mai 1993 getötet. In der 1. Phase dieser Studie wurden die Tiere aus den Gruppen *Keramik, Keramik + FGF, Spongiosa* und *Leerdefekt* operiert. In einer 2. Phase wurden die Gruppen *Keramik + Mark* sowie *Keramik + Mark + FGF* operiert. Diese 6 Gruppen wurden jeweils 3 Monate lang beobachtet. In der letzten Phase wurden die Eingriffe an den Tieren mit 6monatiger Beobachtungszeit vorgenommen.

2.2
Instrumente

2.2.1
Operationsinstrumentarium

Zusätzlich zu einem Grundsieb mit Standardinstrumenten wurde das AO-Instrumentarium (Fa. Synthes) verwendet. Die Defektosteotomie an der Schafstibia wurde mit Hilfe einer oszillierenden Säge der Fa. Synthes gesetzt.

---

1 Niedersächsische Schafsverwertung e.G., Johannsenstr. 10, 30159 Hannover.

2.2.2
Platten

Bei der zur stabilen Osteosynthese benutzten Platte handelte es sich um eine Spezialanfertigung in den Dimensionen einer schmalen dynamischen Kompressionsplatte (DC) (Fa. Synthes). Die beiden mittleren Schraubenlöcher einer 8-Loch-Platte waren nicht ausgeführt, so daß 6 Schraubenlöcher belegbar waren.

2.2.3
Keramiken

Bei den verwendeten Keramiken handelte es sich um eine aus boviner Spongiosa mittels eines patentierten chemischen und keramischen Prozesses hergestellte HA-Keramik. Die Dichte betrug pro Kubikzentimeter durchschnittlich 0,4 – 1,3 g HA mit der chemischen Formel $Ca_5(Po_4)_3OH$.

Die Gesamtporosität betrug 30 – 80 Vol.% bei einer Porenweite von ca. 100 – 1500 μm. Das Porensystem war interkonnektierend, der Mittelwert aller Porendurchmesser lag bei 450 μm. Die größte Abweichung von der Sollporenweite (100 – 1500 μm) betrug 10,4 %. Die Druckfestigkeit in N/cm^2 wird von der Herstellerfirma[2] mit ca. 1400 N/cm^2 bei 50%iger Porosität und mit 250 N/cm^2 bei 80%iger Porosität angegeben.[2]

Der Gehalt an kristallinem HA war größer als 95%. Die implantierten HA-Keramikkörper waren zylindrisch und wiesen eine Höhe von 20 mm sowie einen Durchmesser von 22 mm auf (Abb. 1 und 2).

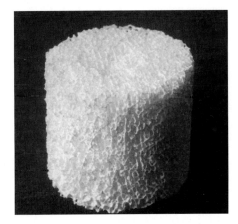

Abb. 1. Zylindrischer Keramikkörper aus gesinterter boviner Spongiosa

---

2 Fa. Merck, Frankfurter Str. 2590, 64293 Darmstadt

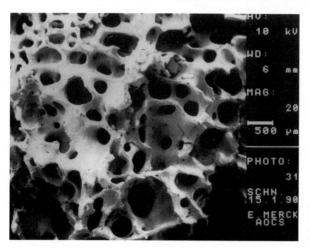

Abb. 2. Rasterelektronenmikroskopische Aufnahme der HA-Keramik mit Größenmaßstab

2.2.4
Das im Versuch verwendete FGF

Es wurde ein rekombinanter, humaner, basischer FGF verwendet. Das Protein hatte ein Molekulargewicht von ca. 17–18 kDalton und einen isoelektrischen Punkt von 9,8. Das monomere FGF-Konzentrat wurde mit Puffer und einem Stabilisator versetzt und anschließend lyophylisiert.

Vor Gebrauch wurde das lyophilisierte FGF mit Wasser und Puffer versetzt. In diesem flüssigen Zustand ist es bei 2–8 °C 21 Tage haltbar (Angaben der Fa. Merck).

Vor der Beladung mit FGF wurden die Keramikzylinder mehrfach in Aqua dest. gewaschen, anschließend autoklaviert und 1 h lang bei 160 °C im Heißluftofen getrocknet. Nach Zubereitung der FGF-Puffer-Lösung wurde jede Keramik mit 200 µg FGF beladen und anschließend erneut lyophilisiert. Der Versand und die Aufbewahrung bis zur Implantation erfolgte in sterilen Glasbehältern.

2.3
Operationsvorbereitung

Die zur Operation am darauffolgenden Tag vorgesehenen Schafe wurden durch Einzelhaltung ohne Einstreu nüchtern gehalten. Unmittelbar vor der Narkoseeinleitung wurde ein Jugularis-Verweilkatheter gelegt. Eine perioperative Antibiotikaprophylaxe wurde durch eine vom Körpergewicht unabhängige Gabe von 8 ml TARDOMYO-CEL comp. III (Bayer AG, Leverkusen) intramuskulär nach Narkoseeinleitung durchgeführt.

2.4
Narkose

Über den liegenden Venenkatheter wurde die Narkose durch Gabe von 15 mg/kg KG Pentobarbitalnatrium eingeleitet. Nach erfolgter endotrachealer Intubation mit einem blockbaren Tubus wurde als Aspirationsprophylaxe ein PVC-Schlauch in den Pansen plaziert und das Nüchternsekret kontinuierlich abgeleitet. Anschließend erfolgte die Schur und Reinigung der rechten unteren Extremität sowie des rechten Beckenkamms bei den Tieren, bei denen eine Spongiosaentnahme oder Markaspiration vorgenommen wurde.

Nach Lagerung auf dem Operationstisch wurden die Tiere mit einer Frequenz von 14 Atemzügen/min. sowie einem Atemzugvolumen von ca. 100 ml/10 kg KG kontrolliert beatmet. Die Narkose wurde unterhalten durch die Inhalation eines Lachgas-Sauerstoff-Gemisches im Verhältnis 30:70 sowie durch Beimischung von Halothan in einer Konzentration von 1–1,5% zum Atemgas. Die Narkoseführung und die Kontrolle der Vitalfunktionen wurden von einer ausschließlich hierfür zuständigen Person durchgeführt.

2.5
Operationstechnik

Alle Eingriffe wurden an der rechten Tibia durchgeführt. In Rückenlage wurden die Tiere auf dem Operationstisch fixiert, anschließend wurde die Desinfektion des Operationsgebietes vorgenommen. Nach der Erstdesinfektion mit alkoholischer Lösung wurde Braunoderm-Lösung zweifach aufgebracht. Unter Berücksichtigung der Einwirkzeit erfolgte die Abdeckung des Operationsgebietes nach streng sterilen Kautelen.

Der Hautschnitt erfolgte ventrolateral über der Tibiavorderkante. Das subkutane Bindegewebe und das Periost der Tibia wurden mit dem Skalpell scharf durchtrennt. Die gesamte Zirkumferenz der Tibia wurde subperiostal dargestellt und so auch die für die Plattenimplantation vorgesehene laterale Tibiafläche exponiert. Es wurde nun in der Mitte des Tibiaschaftes der Bereich markiert, in dem der lochfreie Bereich der Platte lokalisiert sein sollte und in den später der Defekt gesetzt wurde. Mit Hilfe des AO-Instrumentariums erfolgte die Modellierung der DC-Platte an die noch intakte, laterale Tibiafläche. Hierbei mußte – neben einer Biegung – regelmäßig eine Torquierung von 60–80 °C durchgeführt werden.

Mit Hilfe eines Metallwürfels (Kantenlänge 2 cm), der mit einer Repositionszange an der Tibia fixiert wurde, konnten das Ausmaß sowie die Parallelität der Osteotomie festgelegt werden.

Mit der oszillierenden AO-Säge wurden nun proximal und distal des Metallwürfels, parallel zu den Würfelflächen, 2 Osteotomien durchgeführt und somit ein Tibiadefekt von 2 cm Länge erzeugt. Während der Osteotomie wurde kontinuierlich mit NaCl-Lösung gespült, um eine Überwärmung zu vermeiden.

Nach Interposition des Metallwürfels in den Tibiadefekt wurde die Tibia unter Vermeidung eines Rotationsfehlers exakt reponiert und die vormodellierte AO-DC-Platte mit Hilfe von 2 Verbrügger-Zangen fixiert.

Defektgruppe: In der Defektgruppe wurden sämtliche Schraubenlöcher zentrisch gebohrt. Anschließend erfolgten die Längenmessung und das Gewindeschneiden. Die Kortikalisschrauben wurden bewußt in um 10 °C versetzte Ebenen eingebracht, um nicht eine Sollbruchebene in der Tibia zu erzeugen.

Spongiosagruppen: In den Spongiosagruppen wurde die Operation wie in der Defektgruppe durchgeführt. Es wurde hier jedoch in die Defekthöhle die vorher gewonnene autologe Spongiosa (siehe ergänzende Operationsbeschreibung) implantiert und digital leicht verdichtet (Abb. 3).

Keramikgruppen: In den Keramikgruppen wurden zunächst die distalen Schraubenlöcher belegt und anschließend der Keramikkörper flächenparallel eingepaßt. Bei idealer Position der Keramik wurden nun die proximalen Schraubenlöcher zentrisch ohne Kompressionswirkung gebohrt oder es wurde mit einer exzentrischen Bohrung eine Kompression zur Adaptation evtl. noch vorhandener Dehiszenzen ausgeübt (Abb. 4).

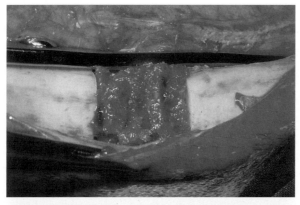

Abb. 3. 2 cm langer, mit Platte neutralisierter Tibiadefekt. Auffüllung mit autologer Spongiosa

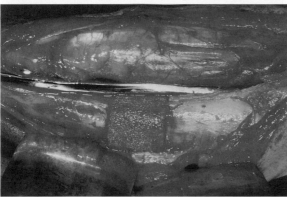

Abb. 4. Operationssitus mit interponiertem Keramikkörper und anmodellierter, mit Schrauben fixierter schmaler DC-Platte. Gruppe Keramik+Mark 3 Monate

In allen Gruppen erfolgte nun eine abschließende Kontrolle auf Bluttrockenheit. Auf Blutstillung im Knochenmark und an den Osteotomieflächen wurde verzichtet. Nach Verschluß des Periostschlauches erfolgte eine Adaptation des Subkutangewebes mit resorbierbarem Nahtmaterial in Einzelknopftechnik.

Der Wundverschluß erfolgte durch eine intrakutane Naht mit monofilem, nicht-resorbierbarem Nahtmaterial. Abschließend wurde bei allen Gruppen mittels einer gesonderten Längsinzision über der hinteren Zirkumferenz der Achillessehne eine komplette Achillotenotomie aller 3 Sehnenanteile durchgeführt. Nach der Sehnendurchtrennung stellte sich eine Dehiszenz der Schnittflächen von ca. 2 cm ein. Auch hier erfolgte ein intrakutaner Wundverschluß mit monofilem, nicht-resorbierbarem Nahtmaterial. Abschließend wurde ein Sprühverband aufgebracht und der Wundverband durch eine perkutane Naht fixiert.

Gewinnung der autologen Spongiosa

Nach der Narkoseeinleitung wurde in den Spongiosagruppen vor Beginn der Operation an der Tibia die Spongiosa gewonnen: In Linksseitenlagerung wurde zunächst der Beckenkamm nachrasiert und desinfiziert. Nach sterilem Abdecken wurde der Hautschnitt über dem Beckenkamm angelegt und der Knochen durch scharfe Präparation dargestellt. Die Kortikalis wurde nun gespalten und die Tabula externa abgehoben. Rein spongiöser Knochen wurde mittels Hohlmeißel und scharfem Löffel gewonnen. Das Transplantat wurde in einem sterilen Behältnis mit einer NaCl 0,9 % getränkten Kompresse bedeckt und aufbewahrt. Die Beckenkammkortikalis wurde mittels resorbierbarer Periostnaht adaptiert und die Haut durch eine intrakutane Naht mit nicht-resorbierbarem, monofilem Faden verschlossen.

Gewinnung des autologen Knochenmarks

Zur Markaspiration befanden sich die Tiere ebenfalls zunächst in Seitenlage. Nach Hautdesinfektion und steriler Abdeckung wurde zunächst eine Stichinzision über der Spina iliaca posterior superior angelegt. Mit einer handelsüblichen Jamshidi-Nadel wurde nun zunächst mit dem Trokar die Tabula externa des Beckens perforiert (Abb. 5). Anschließend wurde der Trokar entfernt und eine 20-ml-Plastikspritze aufgesetzt, welche mit 50 IE Heparin[3] benetzt war. Durch ruckartiges Zurückziehen des Kolbens wurden ca. 3–4 ml Knochenmark aspiriert. Anschließend wurden durch 2 weitere Punktionen an anderer Stelle insgesamt ca. 10–12 ml Knochenmark gewonnen. Dieses Verfahren wurde gewählt, um die Beimischung von peripherem Blut möglichst gering zu halten [14].

Zur Kontrolle der Effektivität der Markaspiration wurde in den beiden Gruppen mit 3monatiger Beobachtungszeit, bei denen Knochenmark transplantiert wurde, das Verhältnis der Leukozytenzahl im Markaspirat zur Leukozytenzahl im peripheren Venenblut ermittelt. Dazu wurde in einem Aliquot des Knochenmarks und einer Probe aus peripherem Venenblut mittels eines Leukozytenzählers (Modell CC130[4]) die Leukozytenzahl bestimmt. Nachdem die Ergebnisse bei 15 Tieren eine verläßliche Markgewinnung zeigten, wurde auf die Leukozytenzahlbestimmung bei den Tieren mit 6monatiger Beobachtungszeit verzichtet. Das übrige Knochenmark (mindestens

---

3 Vetren 200, Promonta Hamburg, 20531 Hamburg.
4 Digitana AG, Fuhrberger Str. 4, 30625 Hannover.

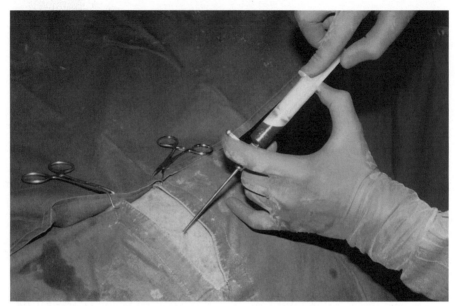

Abb. 5. Gewinnung des autologen Knochenmarks mit der Jamshidi-Nadel

9 ml) wurde in ein kleines, steriles Döschen gegeben und der zur Implantation vorgesehene Keramikzylinder darin eingetaucht. Die Menge an aufgenommenem Knochenmark wurde registriert. Vorversuche hatten ergeben, daß mit diesem Verfahren der Keramikzylinder vollständig von Knochenmark durchdrungen wird.

2.6
Postoperativer Verlauf und Nachsorge

Nach der Narkoseausleitung wurde eine Röntgenkontrolle in 2 Ebenen angefertigt. Die Tiere wurden am Operationstag isoliert mit Nahrungskarenz untergebracht. Am 1. postoperativen Tag erhielten alle Tiere eine intramuskuläre Injektion von 20 mg Dipidolor zur Analgesie.

In den ersten 8 postoperativen Wochen wurden die Schafe im Großtierstall des Zentralen Tierlaboratoriums der MHH in einem Laufstall gehalten und waren in diesem Zeitraum unter regelmäßiger veterinärmedizinischer Kontrolle (Abb. 6).

2.7
Tierbeobachtung

In der Regel standen die Tiere am 1. postoperativen Tag spontan auf. Bei 2 Tieren bedurfte es erheblicher Unterstützung, um eine Mobilisation zu erreichen. Die Verbände wurden anläßlich der 1. Röntgenkontrolle nach 1 Woche entfernt. Es fand sich in einem Fall eine oberflächliche Wundinfektion, in 6 Fällen stellte sich eine Schwellung im Sinne eines Hämatoms ein. Infolge der Achillotenotomie konnten die Tiere das operierte Bein im oberen Sprunggelenk nicht strecken und somit nicht belasten.

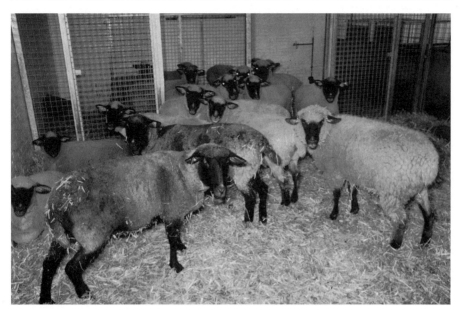

Abb. 6. Postoperative Tierhaltung im Großtierstall

Es kam jedoch beim Aufstehen, bei Fluchtreaktionen sowie bei Beeinträchtigungen durch andere Tiere zu erheblichen mechanischen Belastungen der operierten Tibia. Als normaler Bewegungsablauf war in dieser Phase Dreibeinlahmen zu beobachten.

Die Tiere versuchten regelmäßig, das tenotomierte Bein zu belasten und setzten es daher auch auf den Boden auf. In der Belastungsphase konnten die Tiere das Sprunggelenk jedoch nicht aktiv extendieren. Daraus resultierte ein scheinbares Verkürzungslahmen.

Ab der 6. postoperativen Woche schien eine Teilbelastung möglich, ab der 8. Woche gingen die Tiere zur Vollbelastung über und waren im Bewegungsablauf nicht mehr wesentlich beeinträchtigt. Nach abschließender tierärztlicher Begutachtung wurden die Tiere in der 9. Woche in die Obhut des Schäfers gegeben, wo sie auf einer Weide gehalten wurden. Die tierärztliche Überwachung wurde auch hier fortgesetzt.

Bei 2 Tieren in der Gruppe *Keramik + Mark 6 Monate* und bei 1 Tier in der Gruppe *Spongiosa 6 Monate* wurde nach 6 Monaten eine Implantatentfernung in Intubationsnarkose vorgenommen. Nach einer 10tägigen Beobachtungszeit wurden die Tiere erneut zum Schäfer auf die Weide gegeben und werden dort zur Zeit noch beobachtet. Die Implantatentfernung liegt bei diesen Tieren jetzt 2 Monate zurück.

2.8
In-vivo-Nachuntersuchungen

In den Tabellen 2 und 3 sind die Röntgentermine und Farbstoffmarkierungen für die einzelnen Versuchsgruppen zusammengefaßt.

Woche	0	1	2	4	8	12
Röntgen	X	X	X	X	X	X
Calcein		X				
Tetracyclin			X			
Alizarin					X	
Xylenol						X

Tabelle 2. Ablauf der In-vivo-Nachuntersuchung der Tiere in den Versuchsgruppen mit 3monatiger Beobachtungszeit

Woche	0	4	8	16	24
Röntgen	X	X	X	X	X
Calcein		X			
Tetracyclin			X		
Alizarin				X	
Xylenol					X

Tabelle 3. Ablauf der In-vivo-Nachuntersuchung der Tiere in den Versuchsgruppen mit 6monatiger Beobachtungszeit

Bei den Gruppen *Keramik + Mark* sowie *Keramik + FGF + Mark* wurde auf die Röntgenkontrolle nach 1 Woche verzichtet und der erste Farbstoff nach 2 Wochen gegeben.

2.8.1
Polychrome Fluoreszenzmarkierung

Zur späteren zeitlichen Zuordnung der Knochenneubildung wurden den Tieren jeweils zu den obengenannten Terminen sowie 3 Tage vor der Tötung die Fluorochrome i. v. appliziert. Die Farbstoffe Calcein, Alizarin und Xylenol[5] wurden zunächst in destilliertem Wasser gelöst und dann mit NaOH auf pH 7,2 eingestellt [71]. Bei diesen Farbstoffen wurde die Konzentration so gewählt, daß jeweils 1 ml der Lösung pro kg KG gegeben wurde. Als Tetracyclinpräparat wurde Terramycin 100[6] verwendet (Oxytetracyclinhydrochlorid 100 mg/ml). Die Dosierungen im einzelnen:

1. Calceingrün: 10 mg/kg KG
2. Tetracyclin: 30 mg/kg KG
3. Alizarin-complexon (Farbe rot): 30 mg/kg KG
4. Xylenolorange: 90 mg/kg KG

2.8.2
Standardröntgen

2.8.2.1
Durchführung der Röntgenuntersuchung

Zusätzlich zu den oben angegebenen Terminen wurde eine Röntgendokumentation post mortem an der exartikulierten Extremität nach Entfernung der Weichteile mit und ohne Osteosynthesematerial durchgeführt. Hierzu wurde ein Röntgengerät vom

---

5 Farbstoffe Calcein, Alizarin und Xylenol: Fa. Merck, Frankfurter Str. 250, 64293 Darmstadt.
6 Pfizer GmbH, Pfizerstr. 1, 76139 Karlsruhe.

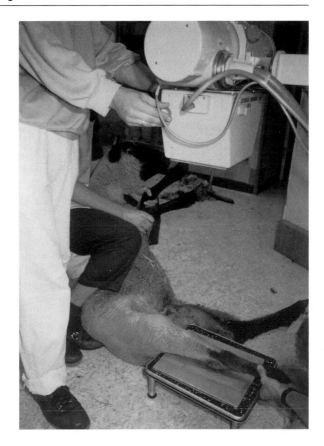

Abb. 7. Röntgenkontrolle in
2 Ebenen, hier im a.-p.-Strah-
lengang

Typ Super Rotature S 100 (Fa. Philips) benutzt. Die Belichtung der Röntgenfilme
erfolgte mit 32 mAs und 51 KV. Eine Sedation der Tiere war zur Durchführung der
Röntgenaufnahmen nicht notwendig (Abb. 7).

2.8.2.2
Röntgenauswertung

Die Beurteilung der periostalen Kallusbildung bzw. der Knochenneubildung in
Defekt, Spongiosaplastik und Keramik erfolgte deskriptiv. Des weiteren wurden die
Röntgenbilder über einem Leuchttisch mit einer CCD-Kamera (Stemmer-CCD-
Kamera VS 450) digitalisiert und mit Hilfe eines interaktiven digitalen Bildanalysesys-
stems (Abb. 8) analysiert. Dazu wurde das zu bestimmende extrakeramische Kallus-
areal mit dem Cursor umfahren und so die Fläche markiert und bestimmt. Zur Kali-
brierung des Systems wurde die in ihren Dimensionen bekannte Osteosyntheseplatte
verwendet. Die Ausgabe des Ergebnisses erfolgte in Quadratmillimeter. Bestimmt
wurde in beiden Projektionen (a.-p. und seitlich) jeweils der außerhalb der Keramik
und des ursprünglichen Knochens gebildete neue Knochen. Hardware: PC-kompa-

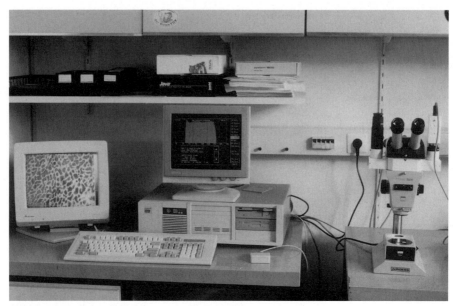

Abb. 8. Arbeitsplatz zur digitalen Bildbearbeitung, hier vorbereitet für die Auswertung der Kontaktmikroradiographie

tibler Rechner, 80286-Prozessor, 1 MB Ram, mathematischer Coprozessor, 120-mB-Festplatte, Frame Grabber PCVISION Plus, Bildanalyse Software JAVA.

2.8.3
Tötung

Nach Ablauf der 12. postoperativen Woche wurden die Tiere durch i.v.-Injektion von 1,0 ml/10 kg KG T61 ad us. vet. (Fa. Hoechst) getötet.

Zusammensetzung: 1 ml Injektionslösung enthält 0,2 g Ebutramid, 0,05 g Mebezoniumjodid, 0,005 g Tetracainhydrochlorid in wäßriger Lösung.

Anschließend wurden beide Hinterläufe exartikuliert und die Tibiae präpariert (Abb. 9 und 10).

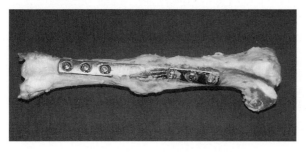

Abb. 9. Exartikulierte Tibia aus der Keramikgruppe mit noch liegendem Osteosynthesematerial. Spindelförmiger Kallus um den Keramikkörper

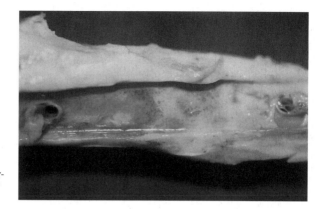

Abb. 10. Plattenlager mit interponiertem Keramikkörper vor der biomechanischen Prüfung

2.9
Biomechanische Prüfung

2.9.1
Vorbereitung

Das von Weichteilen und Osteosynthesematerial befreite Tibiapräparat wurde mittels einer Haltevorrichtung von proximal und nach Aushärtung von distal in einem PVC-Behältnis mit quadratischer Grundfläche in Zahnmodellgips eingebettet (Abb. 11). Es wurde dabei darauf geachtet, daß das Zentrum des Defektes genau in der Drehachse der Materialprüfmaschine lag. Durch die gewählte Anordnung blieben der Defekt-,

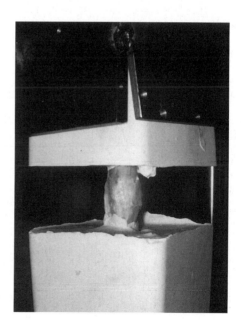

Abb. 11. In Zahnmodellgips eingegossenes Tibiapräparat

der Spongiosa- und der Keramikbereich sowie jeweils 1 cm proximal und distal davon ohne Gipseinschluß. Der proximal und distal des zu untersuchenden Areals gelegene Schraubenkanal wurde vor dem Eingipsen mit einer Schraube belegt, dann ca. 1 cm weit eingegipst. Er lag somit sicher außerhalb der torquierten Zone. Die Kontrolltibia wurde so eingegipst, daß in gleicher Höhe, wie auf der experimentellen Seite, ebenfalls eine 4 cm lange Strecke frei blieb.

2.9.2
Ablauf

Die mechanische Prüfung wurde auf einer vom Institut für Materialprüfung der Universität Hannover erstellten Einrichtung durchgeführt. Es handelte sich dabei um ein Viersäulenprüfgestell als Tragekonstruktion für einen mit einer Haltevorrichtung versehenen Drehteller (Abb. 12).

Dieser Drehteller wurde von einem Antriebsmotor über ein Übersetzungsgetriebe mit wählbarer Drehzahl angetrieben. Der Elektromotor sowie die Übersetzung waren so gewählt, daß auch bei wechselnden und hohen Drehmomenten eine konstante Winkelgeschwindigkeit gewährleistet war. Als mechanisches Widerlager diente eine 2. obere Haltevorrichtung, die das auftretende Drehmoment auf eine Kraftmeßdose übertrug.

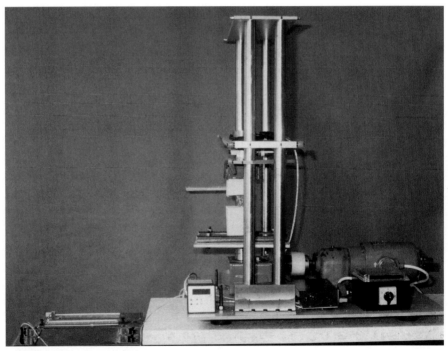

Abb. 12. Viersäulenprüfgestell zur biomechanischen Prüfung (Institut für Materialprüfung der Universität Hannover, Appelstr. 1, 30167 Hannover)

Nach Einspannen des zu untersuchenden Knochenpräparates wurde das maximale Drehmoment bei der Torsion mit konstanter Winkelgeschwindigkeit von 20 °/min. in Abhängigkeit vom Torsionswinkel mit einem x/y-Schreiber dokumentiert.

2.9.2.1
Auswertung der Meßkurven

Aus der Höhe des Graphen konnte nach Eichung das maximale Drehmoment in Newtonmeter ermittelt werden. Im linearen Bereich der Kurve wurde an diese eine Tangente gelegt und so die Steilheit der Kurve ermittelt. Die Steilheit der Kurve gab Auskunft über die Steifigkeit des Präparates in Nm/°. Des weiteren konnte der Torsionswinkel zwischen Beginn und Ende der Kraftaufnahme bestimmt werden. Um individuelle tierspezifische Einfüsse, wie z.B. das Körpergewicht des Versuchstieres, auszuschließen, wurden die Ergebnisse der Messungen in % der intakten Gegenseite angegeben.

2.9.2.2
Frakturklassifikation nach White und Panjabi

Zur Charakterisierung des Heilungsstadiums des Defektes wurde eine Klassifikation nach White et al. [114] benutzt. Hierbei wird die in der biomechanischen Prüfung verursachte Fraktur entsprechend ihrer Lokalisation im Fraktur- bzw. Defektbereich in 4 Gruppen eingeteilt:

- *Typ I:* Der Knochen bricht durch die ursprüngliche Frakturzone (Defekt) mit niedriger Steifheit (gummiartig).
- *Typ II:* Der Knochen bricht durch die ursprüngliche Frakturzone mit großer Steifheit (wie Knochengewebe).
- *Typ III:* Die Frakturlinie verläuft sowohl durch den Defekt als auch durch den angrenzenden, ursprünglich intakten Knochen. Das Gewebe weist eine hohe Steifigkeit auf (wie Knochengewebe).
- *Typ IV:* Die Fraktur befindet sich ausschließlich im ursprünglich gesunden Knochen. Die Fraktur- bzw. Defektzone bleibt intakt (wie Knochengewebe).

2.10
Feingewebliche Untersuchung

2.10.1
Die Trenn-Dünnschliff-Technik

Die Trenn-Dünnschliff-Technik ist eine Methode zur Erstellung von Schliffen mit Schliffstärken bis 10 µm. Dies gilt insbesondere für nicht schneidbare Gewebe, um auch an diesen histologische, mikroradiographische und fluoreszenzmikroskopische Untersuchungen durchführen zu können [21, 22].

2.10.1.1
Vorbereitung der Gewebe für die Fixation

Unmittelbar nach der biomechanischen Prüfung und Entfernung der Gipsblöcke wurde aus dem Knochenpräparat ein 6 cm langes Segment so herausgetrennt, daß sowohl distal als auch proximal des ehemaligen Defektes jeweils 2 cm des diaphysären Knochens erhalten blieben. Da die Torsionsprüfung sofort nach Erreichen des maximalen Drehmomentes beendet wurde, blieb der Präparateverbund erhalten. Die Bearbeitung und Beurteilung der Proben war somit durch die biomechanische Prüfung nicht wesentlich beeinträchtigt.

Das Präparat wurde mit dem EXAKT-Trenn-Schleif-System (Abb. 13 und 14) so zerschnitten, daß die Schnittebene sowohl in dem ehemaligen Plattenlager als auch in der gegenüberliegenden Kallusmasse lag und gleichzeitig durch den größten Durchmesser der Keramik bzw. der Spongiosaplastik verlief (Abb. 15).

Da die zu bearbeitenden Präparate vergleichsweise große Dimensionen aufwiesen, wurden im Gegensatz zur Literaturangabe [22] längere Zeiten zur Entfettung gewählt. Die Proben wurden jeweils 4 Tage in einer aufsteigenden Alkoholreihe entfettet (Alkoholkonzentration aufsteigend 70, 80, 90, 96, 98, 100%ig). Zwischen der Tötung der Tiere und dem Beginn der Entfettung verstrichen maximal 4 h.

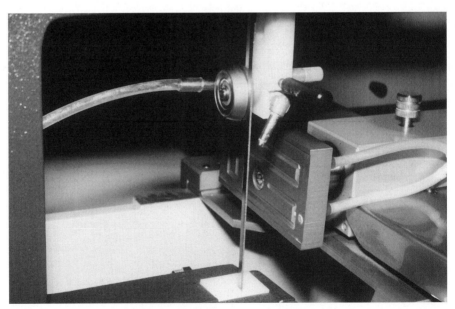

Abb. 13. Trenneinheit (Fa. EXAKT) mit diamantbewehrtem Sägeband zum Trennen von nicht schneidbarem Gewebe. *Rechts* befindet sich der Präparatehalter mit Vakuumanschluß

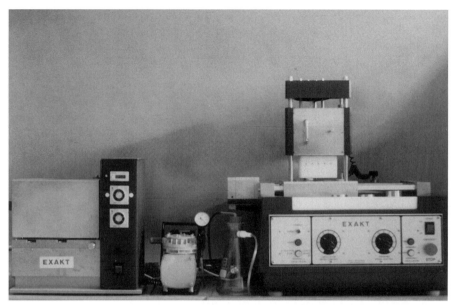

Abb. 14. Schleifeinheit (Fa. EXAKT) mit motorischem Präparatetransport und digitaler Endabschaltung

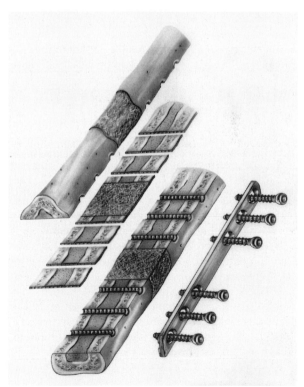

Abb. 15. Schematische Darstellung der Schnittebene in Beziehung zum implantierten Keramikkörper und Plattenlager

2.10.1.2
Infiltration

Die erste Stufe der Kunststoffinfiltration wurde mit einem Gemisch aus reinem Alkohol und Technovit 7200 VLC im Verhältnis 1:1 durchgeführt. Bei der Technovit-7200-VLC-Infiltrationslösung handelt es sich um einen lichthärtenden Einkomponentenkunststoff auf Methacrylatbasis.

Wegen der Dicke der Präparate von bis zu 16 mm erfolgte diese Infiltration über einen Zeitraum von 10 Tagen und anschließend mit unverdünntem Technovit 7200 VLC für insgesamt 9 Wochen. Nach jeweils 3 Wochen erfolgte ein völliger Austausch der Infiltrationslösung. Dieses Vorgehen ist in Abwandlung der Literaturangaben nach persönlicher Absprache mit Donath[7] modifiziert worden. Die gesamte Infiltration fand unter konsequentem Lichtabschluß statt.

2.10.1.3
Einbettung und Polymerisation

Die mit Technovit infiltrierten Präparate wurden nach Einbringen in eine Polymerisationsmulde mit dem Einbettkunststoff bedeckt.

Die Polymerisation erfolgte durch Exposition der Proben im Lampenlicht (Wellenlänge 400–500 nm) in 2 Phasen. In der 1. Phase wurde zur Vermeidung von Spannungsrissen im Kunststoff die Polymerisation mit großem Lampenabstand durchgeführt. Nach der Vorpolymerisation erfolgt die automatische Umschaltung auf kleinen Lampenabstand.

Auch hier erfolgte in Abwandlung zur Literaturempfehlung eine Verlängerung der Polymerisationszeit in Lichtexposition auf 5 h in Phase 1 und 8 h in Phase 2.

2.10.1.4
Erstellung des Dünnschliffs

Nach der Polymerisation erfolgte die Fixation eines Objektträgers mit Technovit 4000 an der Seite des Kunststoffblockes, die der zu untersuchenden Fläche gegenüber liegt (Klebepresse der Fa. EXAKT).

Nun wurde mit dem Mikroschleifsystem der Fa. EXAKT der Block bis zur Mikroplanparallelität abgeschliffen. Hierbei war darauf zu achten, daß das zu untersuchende Präparat in seiner gesamten Ausdehnung angeschliffen war. Anschließend wurden die Ergebnisse einer Mehrpunktdickenmessung des Präparates protokolliert.

Nach Aufkleben eines planparallelen Objektträgers bekannter Dicke auf die zu untersuchende und vorbereitete Blockoberfläche erfolgte die erneute Bestimmung der Präparatedicke mit einer Mikrometerschraube zur Ermittlung der Kleberdicke. Der Trennschnitt mit einer Dicke von ca. 200 µm konnte nun erstellt werden.

Die Schnittdicke errechnet sich aus der Gesamtdicke des zu schleifenden Präparates abzüglich der vorher bestimmten Objektträger- und Kleberstärke. Mit dem EXAKT-Mikroschleifsystem konnte nun das Präparat auf die gewünschte Schichtdicke heruntergeschliffen werden.

---

7   Prof. Dr. Dr. Donath, Institut für Pathologie der Universität Hamburg, Martinistr. 52, 20251 Hamburg.

Zur Herstellung von Dünnschliffen wurden folgende Maschinen, Hilfsgeräte und Verbrauchsmaterialien benötigt:

1. Maschinen:
EXAKT-Trennsystem; EXAKT-Mikroschleifsystem

2. Hilfsgeräte:
   - EXAKT-Vakuum-Klebevorrichtung zur planparallelen Aufblockung
   - EXAKT-Präzisionsklebepresse für die eigentliche Objektträgermontage
   - Kulzer-EXAKT-Lichtpolymerisationsgerät
   - Mikrometerschraube mit Digitalanzeige
   - Haarlineal

3. Verbrauchsmaterialien:
   - Einbettmedium (Technovit 7200 VLC)
   - Technovit 4000
   - Präzisionskleber (lichthärtend) Technovit 7210 VLC
   - Einbettmulden (lichtdurchlässig)
   - Plexiglasobjektträger
   - Schleifpapier (verschiedene Körnungen)
   - Aceton

2.10.2
Auswertung der polychromen Fluoreszenzmarkierung

Die fluoreszenzmikroskopische Auswertung wurde an 50 µm dicken, in Methacrylat eingebetteten und in der Trenn-Dünnschliff-Technik erstellten Präparaten durchgeführt.

Zur Betrachtung und Photodokumentation wurde ein Zeiss-Photomikroskop mit Quecksilberdampflampe (Zeiss HBO 50) in Auflichttechnik sowie Sperrfilter (Zeiss 3 RS) benutzt (Filtersatz: Erregerfilter 450–490, Farbfilter FT 510 und Sperrfilter LP 520).

Die Beurteilung und Auswertung erfolgte deskriptiv. Die Mikrophotodokumentation erfolgte mit der Kamera Zeiss M35W auf Agfachrome-RS-400-Umkehrfilm.

Die zeitliche Zuordnung der Knochenneubildung bzw. des erfolgten Knochenumbaus ergibt sich aus dem Vorhandensein der Farbstoffe entsprechend dem Zeitplan der Farbstoffapplikation.

2.10.3
Histologie

Nach Abschluß der fluoreszenzmikroskopischen Auswertung und Dokumentation der Befunde wurden die gleichen Präparate zur histologischen Begutachtung herangezogen. Für die histologische Diagnostik wurden die Präparate nach Masson-Goldner gefärbt.

Eine 2. Serie in gleicher Technik erstellter Dünnschliffpräparate wurde mit Alizarin-S-Methylenblau und Toluidin-Blau gefärbt, um einen Überblick über die Knochenneubildung und Verteilung im Präparat zu gewinnen.

Nachfolgend sind die Färbungen im einzelnen beschrieben:

Masson-Goldner: Die Masson-Goldner-Färbung wurde gewählt, da das Färbeergebnis eine gute Differenzierung von Knochen, Bindegewebe und Osteoid ermöglicht. Des weiteren können gleichzeitig die verschiedenen Knochenzellen ausreichend gut differenziert werden.

Die von Donath [22] für Präparate in der hier benutzten Methacrylat-Trenn-Dünnschliff-Technik angegebene Färbemethode wurde dahingehend modifiziert, daß die Konzentration des Lichtgrüns reduziert wurde. Auf die Inkubation bei 60 °C wurde völlig verzichtet. Das Färbeergebnis nach der Originalfärbevorschrift führte zu einer Überfärbung des Bindegewebes.

Alizarin-S-Methylenblau: Die Alizarin-S-Methylenblau-Färbung wurde durchgeführt, um in der histologischen Übersichtsbetrachtung eine exakte Verteilung der Knochenneubildung bzw. des Bindegewebes zu erhalten. Die Färbung wurde nach der Originalfärbevorschrift durchgeführt.

Toluidin-Blau: Die Toluidin-Blau-Färbung erlaubt ebenfalls eine gute Darstellung des neugebildeten Knochens und des Osteoids. Es wurde die Färbung nach der Originalvorschrift dahingehend modifiziert, daß am Ende auf die aufsteigende Alkoholreihe zur Entwässerung verzichtet wurde, da die Präparate andernfalls brüchig wurden.

2.10.4
Mikroradiographie

2.10.4.1
Durchführung der Mikroradiographie

Die Schliffpräparate wurden im Faxitron 804 mit Zusatzgerät für Mikroradiographie auf Kodak spectroskopic plates (high resolution) geröntgt. Für die Mikroradiographie wurden Proben mit der Trenn-Dünnschliff-Technik in einer Schichtdicke von 200 μm erstellt.

Anfängliche Versuche, die Mikroradiographien mit Präparaten der Schichtdicke von ca. 70 μm, wie in der Literatur beschrieben [48], herzustellen, erwiesen sich als ungeeignet, da es bei dieser Konstellation zu einem Überstrahlen des Präparates und somit zum Kontrastverlust kam.

Für freie Schliffe (ohne Verklebung des Objektträgers) von keramiktragenden Blöcken sind Schichtdicken von mindestens 400 μm erforderlich, da es sonst zu einem Ausbrechen des sehr spröden Keramikkörpers kommt. Um relativ dünne Schliffe zu erhalten, ist also die kraftschlüssige Verklebung mit einem Objektträger notwendig.

Um die objektträger- und klebereigene Röntgenabsorption zu überstrahlen, waren relativ lange Expositionszeiten und hohe Beschleunigungsspannungen notwendig. Bei Schliffstärken unter 200 μm kam es dabei zum Kontrastverlust der interessierenden Strukturen.

Nach mehreren Versuchsserien ergaben 200 μm dicke Proben, bei einer Belichtungszeit von 20 min und einer Beschleunigungsspannung von 17,5 K Volt, die besten Ergebnisse.

Die Entwicklung der High resolution plates erfolgte im Kodak-Entwickler HRP (5 min), die Fixierung im Kodak-Fixierer A 3000 (20 min). Abschließend wurde für 30 min gewässert.

2.10.4.2
Auswertung der Mikroradiographien

Die Kontaktmikroradiographien wurden mit dem Stereomikroskop (Zeiss Stemi SV 8) bei 8facher Vergrößerung betrachtet und mit Hilfe einer CCD-Kamera (CCD-VS 450) auf dem Bildschirm des Bildanalysesystems wiedergegeben. Da bei dieser Vergrößerung ein Gesamtüberblick über den Keramikblock nicht mehr gegeben war, erfolgte die Auswertung nach Einteilung in 4 Quadranten.

Es wurde nun das Bild „eingefroren" und damit digitalisiert (Abb. 16). Nachdem die „area of interest" zunächst mit dem Cursor markiert war, wurde ein Histogramm der Grauwertstufen angefertigt. Dieses erste Histogramm zeigte typischerweise eine Grauwertverteilung von ca. 80–200 Grauwerteinheiten bei einer möglichen „range" von 0–255 Grauwertestufen. Durch Äquilibrierung wurden die gemessenen Grau-

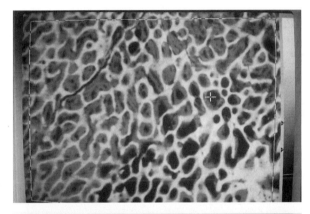

Abb. 16. Keramikausschnitt auf dem Bildschirm

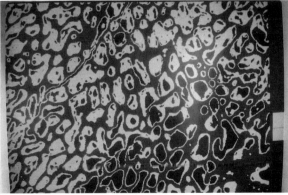

Abb. 17. „Pseudofarbendarstellung" der Abb. 16

werte artifiziell über das gesamte Grauwertspektrum (0–255) gespreizt und somit eine deutliche Kontrastverstärkung bewirkt.

Nach Grauwertbestimmungen an repräsentativen Punkten konnten den 3 zu bestimmenden Gewebetypen (Keramik, neugebildeter Knochen, Porosität) definitive Grauwertbereiche (ranges) zugeordnet werden. Eine direkte Kontrolle der von der Software bestimmten Flächen war am Bildschirm über die vom Programm zugeordneten „Pseudofarben" möglich (Abb. 17). Durch Zählung der Bildpunkte (Pixel) in den Grauwertbereichen war somit eine quantitative Auswertung der intrakeramischen Knochenneubildung möglich. Dieser Vorgang wurde pro Präparat mindestens 4mal wiederholt, um so die Gesamtfläche der Keramik zu analysieren.

Die Porosität der Keramiken wurde in Prozent der Gesamtfläche angegeben, die der Knochenneubildung in Prozent der Porosität.

2.10.5
Statistik und Datenerfassung

Sämtliche Daten wurden mit der Software LOTUS 123 auf einem PC-kompatiblen Rechner erfaßt und analysiert. Zur statistischen Auswertung wurde das Programm KwikStat verwendet. Für die Analyse wurden der Chisquare-Test mit Yates-Korrektur sowie nicht parametrische Tests wie Kruskal-Wallis und Mann-Whitney-U verwendet. Als Posthoctest wurde der Newman-Keuls-Test benutzt. Das Signifikanzniveau wurde für alle Tests bei 0,05 festgelegt.

3 Ergebnisse

3.1
Komplikationen

Bei den ursprünglich operierten 68 Tieren kam es in 7 Fällen innerhalb der ersten 14 Tage postoperativ zu einem Ausbruch der Platte im Bereich der proximal des Defektes gelegenen Schrauben. Da es zu einer völligen Instabilität der Osteosynthese gekommen war, mußten diese Tiere unverzüglich durch Injektion von T 61 getötet werden (Abb. 18). Ein Tier starb unmittelbar postoperativ an einem Narkosezwischenfall, ein weiteres Tier verstarb 4 Wochen postoperativ an einer Pneumonie.

Wundheilungsstörungen oder Infekte an der eigentlichen Operationswunde fanden sich in keinem Fall. Bei einem Tier mußte allerdings 1 Woche postoperativ ein tiefer Wundinfekt im Bereich der Achillotenotomiewunde mittels chirurgischem Débridement in Vollnarkose revidiert werden. Im weiteren Verlauf wies dieses Tier keine

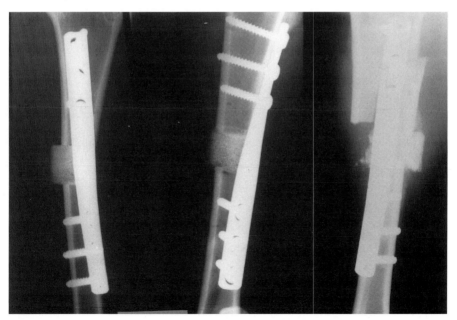

Abb. 18. Röntgenverlauf bei einem Tier mit implantierter Keramik und Fraktur durch die proximale Tibia

Tabelle 4. Zusammenstellung der auswertbaren Tiere in den Versuchsgruppen

Keramik	Keramik + FGF	Keramik + Mark	Keramik + Mark + FGF	Spongiosa	Leerdefekt	Keramik + Mark 6 Monate	Spongiosa 6 Monate
n = 7	n = 6	n = 8	n = 7	n = 7	n = 6	n = 8	n = 7

Besonderheiten auf. Der Infekt heilte folgenlos aus, und das Tier ging zeitgerecht zur Vollbelastung über.

Bei 2 weiteren Tieren zeigte sich anläßlich der Röntgenkontrolle nach 2 Wochen eine Fissur im Bereich der proximalen Schrauben, es fand sich aber kein Stabilitätsverlust und keine Beziehung zur ehemaligen Defektzone, so daß diese Tiere mit ausgewertet wurden. Im weiteren Verlauf kam es zur folgenlosen knöchernen Konsolidierung der Fissur.

2 Tiere entwickelten postoperativ eine Pansenatonie, die tierärztlicherseits durch Pansenspülung therapiert wurde. Bei 2 weiteren Tieren kam es zur Ausbildung von Pneumonien, die durch i.m.-Injektionen von 3mal täglich 80 mg Tobramycin über einen Zeitraum von 14 Tagen ausheilten.

Da bei 3 Tieren zusätzlich nach 6monatiger Beobachtungszeit die Implantatentfernung durchgeführt wurde, um diese Tiere weiterzubeobachten, verbleiben als Grundlage der Ergebnisauswertung insgesamt 56 Tiere, welche sich auf die 8 Untersuchungsgruppen mit jeweils mindestens 6 Tieren verteilen (Tabelle 4).

Zum Zeitpunkt der Entstehung dieser Arbeit sind die 3 noch lebenden Tiere weiter unter Beobachtung. Sie belasten den operierten Hinterlauf voll, ohne daß ein Lahmen zu beobachten wäre. Es ist bisher zu keiner Fraktur oder Fehlstellung gekommen.

3.2
Knochenmarkaspiration

Die Ergebnisse der Leukozytenzählungen sowie die von den Keramiken aufgenommenen Volumina sind in Tabelle 5 zusammengefaßt.

Der Unterschied zwischen Mark und peripherem Blut ist signifikant. Im Knochenmark fand sich durchschnittlich die 4fache Menge weißer Blutkörperchen wie im peripheren Blut. Die Markaspiration kann damit als erfolgreich gelten [14].

Tabelle 5. Ergebnisse der Leukozytenzählung und der von den Keramiken aufgenommenen Volumina

	Leukozyten (Blut)	Leukozyten (Mark)	Von Keramiken aufgenommenes Volumen (ml)
n	15	15	15
Mittelwert	6 293	24 886	6,3
Standardabweichung	2 176	15 438	0,89
Maximum	11 400	76 200	8
Minimum	2 500	9 800	5

3.3
Makroskopische Beurteilung

Die Beobachtungen der makroskopischen Beurteilung der Präparate werden nachfolgend kurz zusammengefaßt.

Für alle Keramikpräparate kann gesagt werden, daß sich makroskopisch keine Hinweise für eine Abstoßungsreaktion fanden. Es schien bei den FGF-beschickten Keramiken eine deutlich vermehrte, dicke Bindegewebekapsel um das Implantat zu bestehen. Diese Beobachtung war unabhängig vom Heilungszustand des Defektes. Die Abpräparation der Bindegewebe von den Keramiken gelang nahezu immer vollständig. In den Bereichen, in welchen Knochen die Keramik bedeckt, waren diese stets glatt begrenzt, und das Bindegewebe ließ sich wie bei den Präparaten der autologen Spongiosaplastik entfernen. In den Bereichen, in denen die Keramik von Bindegewebe bedeckt war, konnte dieses stets in zusammenhängenden Stücken entfernt werden. Es wurde darunter dann die normale Keramikstruktur sichtbar (Abb. 19).

Bei allen Präparaten, die röntgenologisch die Zeichen der Pseudarthrose aufwiesen, waren auch die Implantate gelockert. Eine grobe Dislokation der Fragmente wurde in keinem Fall beobachtet. Nur bei den gelockerten Präparaten fand sich jeweils eine mäßig ausgeprägte Metallose.

3.4
Biomechanische Prüfung

Die Torsionsprüfung bis zum Versagen führte bei allen Kontrollpräparaten zu einer spiraligen Fraktur im Bereich des nicht fixierten Knochens zwischen den Gipsblökken (Abb. 20).

Bei den Präparaten mit Defektauffüllung war der häufigste Versagensmodus eine Fraktur durch den Defektbereich und den angrenzenden Knochen (entsprechend Typ III nach White und Panjabi). Die Art des Versagens korrelierte sehr gut mit den mechanischen Eigenschaften des Präparates. So wurde bei einem Versagen innerhalb des Defektes häufig eine niedrige Steifigkeit und auch ein niedriges maximales Dreh-

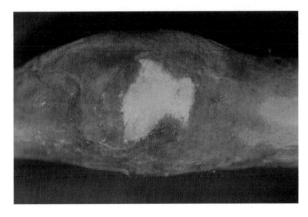

Abb. 19. Makrophoto eines Präparates 6 Monate nach Implantation einer Keramik + Mark. Man erkennt deutlich die Keramik in dem nicht vom Knochen bedeckten Areal

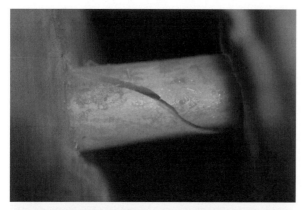

Abb. 20. Spiraliges Versagen einer Kontrolltibia

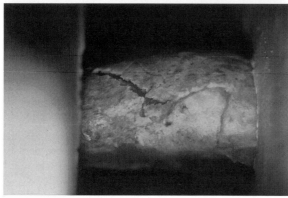

Abb. 21. Fraktur durch Defekt und angrenzenden Knochen bei einem Präparat aus der Gruppe Keramik + FGF 6 Monate. Dieses entspricht einem Typ III nach White et al. [114]

moment gefunden, während hohe Drehmomentwerte mit einem Versagen unter Beteiligung des angrenzenden Knochens vergesellschaftet waren (Abb. 21). Typische Drehmomentwinkelkurven sind in Abb. 22 dargestellt.

3.4.1
Meßwerte

Die nachfolgenden graphischen Darstellungen fassen die Ergebnisse der biomechanischen Prüfungen zusammen. Es sind jeweils die Gruppen mit 3monatiger Beobachtungszeit zusammengefaßt. Um herauszuarbeiten, welche Veränderungen sich bei längerer Beobachtungszeit ergeben, werden jeweils die Ergebnisse nach 3 und 6 Monaten in den Gruppen *Spongiosa* und *Keramik + Mark* zusammen dargestellt und auch statistisch analysiert. Die Graphiken zeigen jeweils Mittelwerte und Standardabweichungen des betreffenden Parameters.

Zusammengefaßt haben also alle Gruppen *Keramik, Keramik + FGF* und *Keramik + Mark + FGF* nach 3 Monaten zwischen 20 und 30 % des maximalen Drehmomentes

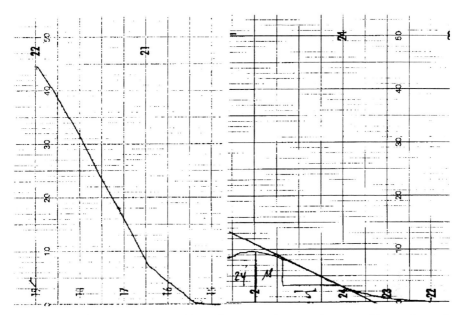

Abb. 22. Reproduktionen von 2 typischen Drehmomentdeformationskurven. Auf der *x*-Achse ist der Winkel und auf der *y*-Achse das Drehmoment dargestellt. *Links:* Steiler Anstieg und hohes maximales Drehmoment (Gruppe Keramik + Mark 6 Monate). *Rechts:* Sehr flacher Anstieg und niedriges maximales Drehmoment bei einer Pseudarthrose (Gruppe Keramik). *Rechts* sind zusätzlich bereits die Hilfslinien zur Berechnung von maximalem Drehmoment, Steifheit und Winkel bei Versagen eingetragen

der intakten Gegenseite erreicht (Abb. 23). Zwischen diesen 3 Gruppen besteht im Posthoctest nach Newman-Keuls kein signifikanter Unterschied. Die Gruppen *Keramik + Mark* und die Gruppe *Spongiosa* hatten nach 3 Monaten knapp 50 % der intakten Gegenseite erreicht, ohne daß sich zwischen diesen beiden Gruppen ein signifikanter Unterschied nachweisen ließ. Alle Gruppen unterschieden sich signifikant von der Gruppe *Defekt*, welcher knapp 15 % der intakten Gegenseite aufwies.

Abb. 23. Maximales Drehmoment im Verhältnis zur intakten Gegenseite für alle Gruppen mit 3 Monaten Beobachtungszeit. *Gleiche Schraffur* bedeutet gleiches Signifikanzniveau

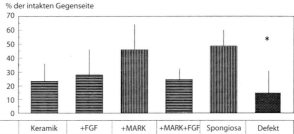

	Keramik	+FGF	+MARK	+MARK+FGF	Spongiosa	Defekt
Drehmoment ▓	23,9	28,2	46,2	24,8	48,8	14,9
Standardabw.	13,2	18,1	18,3	8,1	11,9	16,3

* = stat. signifikant p<0,05 Kruskal Wallis

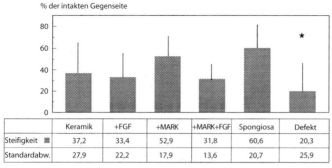

% der intakten Gegenseite

	Keramik	+FGF	+MARK	+MARK+FGF	Spongiosa	Defekt
Steifigkeit ▨	37,2	33,4	52,9	31,8	60,6	20,3
Standardabw.	27,9	22,2	17,9	13,6	20,7	25,9

* = Stat. signifikant p<0,05 Kruskal-Wallis

Abb. 24. Torsionssteifigkeit abgeleitet aus den Deformationsdrehmomentkurven für die Gruppen mit 3 Monaten Beobachtungszeit

In Abb. 24 ist analog zum maximalen Drehmoment die Steifigkeit der Gruppen mit 3 Monaten Beobachtungszeit dargestellt.

Diese Ergebnisse spiegeln die Resultate der maximalen Drehmomente wider. Während der Kontrolldefekt nach 3 Monaten 20 % der intakten Gegenseite erreichte, lagen die Gruppen *Keramik, Keramik + FGF* und *Keramik + Mark + FGF* zwischen 30 und 37 %. Auch hier erreichte die Gruppe *Keramik + Mark* mit 53 % annähernd so gute Werte wie die Gruppe *Spongiosa* (60 %). Die Unterschiede zwischen den einzelnen Gruppen erschienen hier nicht ganz so deutlich. Im Mann-Whitney-U-Test war der Unterschied zwischen allen Gruppen zwar signifikant, im Posthoctest ließ sich aber bei diesem Parameter kein signifikanter Unterschied zwischen den Einzelgruppen nachweisen.

Der Vergleich der Versuchsgruppen mit 3- und 6monatiger Beobachtungszeit zeigte für die Gruppen *Keramik + Mark* eine gleichbleibende maximale Torsionsfestigkeit, während bei den *Spongiosa*-Gruppen ein Anstieg des maximalen Drehmoments zu verzeichnen war. Die statistische Analyse ergab weder bei gemeinsamer Betrachtung der 4 Versuchsgruppen noch bei alleiniger Auswertung der beiden *Spongiosa*gruppen einen signifikanten Unterschied (Abb. 25).

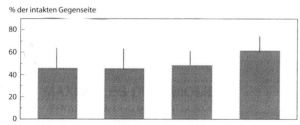

% der intakten Gegenseite

	Keramik 3 Mon.	Keramik 6 Mon.	Spongiosa 3 Mon.	Spongiosa 6 Mon.
Drehmoment ▨	46,2	45,9	48,8	61,6
Standardabw.	18,3	17,8	11,9	13,9

Abb. 25. Maximales Drehmoment der Gruppen mit 3 und 6 Monaten Beobachtungszeit im Vergleich

Abb. 26. Torsionssteifigkeit der Versuchsgruppen mit 3 und 6 Monaten Beobachtungszeit im Vergleich

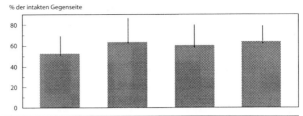

	Keramik+Mark 3 Mon.	Keramik+Mark 6 Mon.	Spongiosa 3 Mon.	Spongiosa 6 Mon.
Steifigkeit ▩	52,9	63,8	60,6	64,1
Standardabw.	17,9	23,9	20,7	16,5

Auch die Entwicklung der Steifigkeit wird im Vergleich der Gruppen mit 3- und 6monatiger Beobachtungszeit in Abb. 26 graphisch dargestellt. Im Gegensatz zum maximalen Drehmoment zeigt sich hier in der Gruppe *Keramik* eine Zunahme der Steifigkeit mit längerer Beobachtungszeit, während in den beiden *Spongiosa*gruppen keine Veränderung eintritt. Die Unterschiede zwischen den Gruppen sind auch hier statistisch nicht signifikant. Eine komplette Zusammenstellung aller gemessenen biomechanischen Parameter findet sich im Anhang (Tabelle 1 und 2).

3.4.2
Wertung und Zuordnung nach White und Panjabi

Die Art des Versagens bei der Torsionsprüfung läßt nach White et al. [114] Rückschlüsse auf den Fortschritt der Fraktur-/Defektheilung zu. So sind die Präparate, welche dem Typ I zugeordnet werden, schlechter verheilt als solche Präparate, die bei der Torsionsprüfung ein Versagen durch den Defekt und den angrenzenden Knochen zeigen (Typ III). Eine Möglichkeit, den Heilungsfortschritt darzustellen, besteht in der Wiedergabe der Versagenstypenverteilung in den einzelnen Versuchsgruppen. Diese Darstellung ist in Abb. 27 wiedergegeben.

Wie auch schon aus den biomechanischen Ergebnissen ablesbar, fanden sich die besten Ergebnisse in den beiden Spongiosagruppen. Keines der Tiere wies ein bindegewebiges Versagen auf. In den beiden Gruppen mit Keramik und Knochenmark

Abb. 27. Einteilung der Frakturtypen nach White et al. [114] in den einzelnen Versuchsgruppen. Typ I: bindegewebiges Versagen im Defektbereich, Typ II: knöchernes Versagen im Defektbereich, Typ III: knöchernes Versagen durch Defekt und angrenzenden Knochen, Typ IV: knöchernes Versagen außerhalb des Defektbereiches

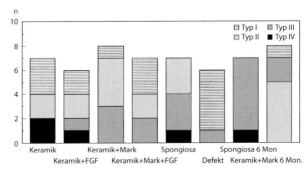

wies jeweils ein Tier ein bindegewebiges Versagen auf, während die übrigen Präparate ein Versagen mit hoher Steifigkeit aufwiesen. Der Anteil an Typ-III-Versagen war bei den Tieren mit 6 Monaten Beobachtungszeit deutlich größer als bei den Tieren mit 3 Monaten Beobachtungszeit (5 : 3). In den übrigen Keramikgruppen fanden sich je 2 oder 3 Präparate mit Typ-I-Versagen und eine etwa gleichmäßige Präsentation der anderen Versagenstypen. 5 von 6 Defekttieren wiesen ein bindegewebiges Versagen auf.

In Tabelle 6 werden nun für jedes Einzeltier die Gruppenzugehörigkeit, das Gewicht, der klinische Zustand des Defektes nach Implantatentfernung (Pseudarthrose ja oder nein), die Klassifikation nach White et al. [114] sowie das maximale Drehmoment in Prozent der intakten Gegenseite dargestellt.

Die Tabellen 6 und 7 zeigen eine deutliche Korrelation zwischen der Art des Versagens, der Torsionsfestigkeit und dem klinischen Auftreten einer Pseudarthrose. Allerdings fand sich nicht in allen Fällen, in denen ein Typ-I-Versagen beobachtet wurde, auch klinisch eine Pseudarthrose.

Tabelle 6. Zusammenfassung der Heilungsergebnisse und des Frakturverhaltens

Schaf Nr.	Gruppe	Gewicht (kg)	Pseud-arthrose	Maximales Drehmo-ment (%)	Frakturtyp nach White et al. [114]
140	Keramik	82	Ja	9,7	1
141	Keramik	71	Nein	32,0	2
142	Keramik	62	Ja	7,3	1
143	Keramik	76	Ja	10,1	1
144	Keramik	81	Nein	40,2	4
145	Keramik	81	Nein	32,1	4
146	Keramik	63	Nein	36,2	2
151	Keramik + FGF	71	Nein	19,4	2
152	Keramik + FGF	60	Nein	36,0	3
153	Keramik + FGF	63	Ja	7,4	1
155	Keramik + FGF	61	Nein	32,9	2
158	Keramik + FGF	63	Ja	12,0	1
159	Keramik + FGF	70	Nein	61,5	4
110	Keramik + Mark	65	Nein	53,7	2
111	Keramik + Mark	72	Ja	14,4	1
112	Keramik + Mark	73	Nein	47,9	3
113	Keramik + Mark	58	Nein	42,2	2
114	Keramik + Mark	68	Nein	65,9	2
115	Keramik + Mark	79	Nein	26,2	3
117	Keramik + Mark	78	Nein	74,5	3
118	Keramik + Mark	72	Nein	44,9	2
161	Keramik + Mark + FGF	66	Nein	27,0	2
162	Keramik + Mark + FGF	80	Ja	20,0	1
163	Keramik + Mark + FGF	70	Nein	25,9	2
164	Keramik + Mark + FGF	70	Ja	10,4	1
165	Keramik + Mark + FGF	72	Nein	38,0	2
168	Keramik + Mark + FGF	78	Nein	30,8	3
169	Keramik + Mark + FGF	80	Nein	21,7	1

Tabelle 7. Zusammenfassung der Heilungsergebnisse und des Frakturverhaltens

Schaf Nr.	Gruppe	Gewicht (kg)	Pseud- arthrose	Maximales Drehmo- ment (%)	Frakturtyp nach White et al. [114]
160	Spongiosa	67	Nein	45,5	2
161	Spongiosa	76	Nein	27,1	3
162	Spongiosa	57	Nein	52,1	2
163	Spongiosa	60	Nein	49,1	2
164	Spongiosa	57	Nein	68,5	4
165	Spongiosa	83	Nein	57,1	3
166	Spongiosa	81	Nein	41,8	3
170	Defekt	60	Ja	11,5	1
171	Defekt	68	Ja	7,2	1
173	Defekt	93	Ja	6,1	1
174	Defekt	70	Ja	8,6	1
175	Defekt	87	Ja	5,0	1
13	Defekt	66	Nein	51,0	3
Tiere mit 6 Monaten Beobachtungszeit					
79	Spongiosa	72	Nein	31,9	4
80	Spongiosa	72	Nein	68,9	3
81	Spongiosa	52	Nein	57,7	3
82	Spongiosa	63	Nein	75,6	3
83	Spongiosa	65	Nein	65,0	3
85	Spongiosa	73	Nein	57,3	3
88	Spongiosa	70	Nein	74,5	3
129	Keramik + Mark	65	Nein	9,9	1
130	Keramik + Mark	77	Nein	59,5	3
131	Keramik + Mark	67	Nein	58,0	3
132	Keramik + Mark	64	Nein	69,4	3
133	Keramik + Mark	60	Nein	56,9	3
134	Keramik + Mark	51	Nein	41,5	2
135	Keramik + Mark	68	Nein	32,3	2
136	Keramik + Mark	66	Nein	39,5	3

3.5
Standardröntgen

Die erste Röntgendokumentation in 2 Ebenen erfolgte unmittelbar postoperativ und diente dem Nachweis der achsengenauen Osteosynthese sowie der flächenschlüssigen Interposition der Keramiken. Es zeigte sich hier wie bereits intraoperativ, daß der zylindrische Keramikkörper in der Regel dorsal etwas überstand. Dies liegt begründet in der Anatomie der Schafstibia, welche in ihrem mittleren Schaftabschnitt einen ovalären Querschnitt mit größerer Breite als Tiefe aufweist. So ergibt sich in der a.-p.-Projektion ein guter Formschluß, während die Keramik in der seitlichen Projektion, bedingt durch die ventrale Plattenlage, dorsal übersteht.

Röntgenbefunde nach 1 Woche postoperativ
Diese Röntgenkontrolle wurde nur bei den ersten 4 Versuchsgruppen durchgeführt (siehe Kapitel Material und Methoden). Die Röntgenkontrolle nach 1 Woche postoperativ erfolgte, um frühe Schäden zu dokumentieren, die durch Fehlbelastung oder andere äußere Einflüsse zur Zerstörung der Osteosynthese oder der Keramik geführt

haben. In der Spongiosagruppe fand sich zusätzlich bei einem Tier eine Längsfissur durch die Schraubenlöcher im proximalen Fragment ohne Dislokation.

Allgemein zu vermerken ist, daß bei der Röntgenkontrolle nach 1 Woche in keiner der Gruppen eine sichtbare Knochenneubildung stattgefunden hat. Auch diese Beobachtung gab Anlaß dazu, bei den weiteren Versuchsgruppen die erste Röntgenkontrolle erst nach 2 Wochen bzw. bei den Tieren mit 6 Monaten Beobachtungszeit erst nach 4 Wochen durchzuführen.

Die in späteren Röntgenkontrollen nachweisbaren perikeramischen Kallusbildungen wurden, wie oben beschrieben, digital, quantitativ bestimmt, die Ergebnisse nach plattennah bzw. plattenfern sowie nach proximal und distal getrennt und im Ergebnisanhang dokumentiert.

Röntgenbefunde nach 2 Wochen postoperativ

In den Gruppen *Keramik, Keramik + FGF, Keramik + Mark, Keramik + Mark + FGF* fand sich in dem Winkel zwischen kortikalem Knochen und der implantierten Keramik, insbesondere in den plattenfernen und proximalen Arealen, eine deutliche periostale Reaktion mit beginnender Knochenneubildung.

In der Spongiosagruppe mit 3monatiger Beobachtungszeit fand sich durchgehend eine deutliche Dichtezunahme der implantierten Spongiosa im Vergleich zu den Voraufnahmen. Eine wesentliche periostale Reaktion war in dieser Gruppe nicht zu beobachten.

In der Gruppe *Defekt* fand sich eine nur angedeutete periostale Reaktion. Eine Knochenneubildung im Defekt war noch nicht nachzuweisen.

Röntgenbefunde nach 4 Wochen postoperativ

In den Keramikgruppen zeigten sich deutliche periostale Knochenneubildungen und nur ganz vereinzelt geringe Zeichen der Lockerung des Osteosynthesematerials. Zwischen den Keramikgruppen fanden sich keine gravierenden Unterschiede in der perikeramischen Kallusbildung.

In der Spongiosagruppe war eine ausgeprägte, spindelförmige Knochenneubildung mit deutlicher Betonung der plattenfernen Areale zu finden. Bei einem Tier (160) zeigte sich in dem im Defektbereich neu gebildeten Knochen eine deutliche Aufhellungslinie im Sinne einer Fraktur. In der Defektgruppe waren – mit einer Ausnahme – deutliche Zeichen der Lockerung des Osteosynthesematerials nachzuweisen.

Röntgenbefunde nach 8 Wochen postoperativ

In den Keramikgruppen wurde eine die Keramik überbrückende Kallusbildung beobachtet, wobei die Kallusfläche in den beiden FGF-augmentierten Keramikgruppen und in der Gruppe *Keramik + Mark* ausgeprägter erschien als in der Gruppe mit *Keramik* allein.

In der Keramik bestehende Frakturen wurden in einigen Fällen vom Kallus überbrückt, in anderen Fällen setzten sich aber Keramikfrakturen in den perikeramischen Kallus fort, so daß hier das röntgenologische Bild einer Pseudarthrose entstand.

Die *Spongiosa*gruppe zeigte eine weitere Zunahme der Knochendichte mit weiterer Betonung der plattenfernen Areale, plattennah schien es im Gegensatz dazu zur Knochenresorption zu kommen. Andeutungsweise fand sich eine „Kortikalisierung".

In der Gruppe *Defekt* zeigte sich eine vom diaphysären Knochen ausgehende Knochenneubildung, die sowohl periostalen als auch endostalen Ursprung zu haben schien. Bis auf eine Ausnahme kam es aber zu keiner Vereinigung der distalen und proximalen Knochenneubildungen.

Röntgenbefunde nach 12 Wochen postoperativ

Diese Röntgenkontrolle wurde bei allen Tieren mit 3 Monaten Beobachtungszeit durchgeführt. In allen Keramikgruppen fanden sich große, spindelförmige Kallusmassen, wobei vom makroskopischen Eindruck die *FGF*- und *Mark*-Gruppen bevorteilt waren. Die nach 8 Wochen nachgewiesenen Frakturlinien bzw. Dehiszenzen wurden z. T. noch knöchern überbrückt.

Im Einzelfall blieben primäre Dehiszenzen zwischen Knochen und Keramik bestehen und setzten sich in den Kallus fort. Es zeigte sich somit das Vollbild einer Pseudarthrose. In einigen Fällen ist es im Zeitraum zwischen der 8. und 12. Woche zu einem Remodelling mit Verkleinerung der perikeramischen Knochenneubildung gekommen.

Eine Beurteilung der Knochenneubildung in den Keramikkörpern war bei der hohen Strahlendichte der Keramikkörper nicht möglich. Die quantitative Erfassung der Knochenneubildung in den Keramikkörpern erfolgte mittels der Mikroradiographie an Dünnschliffpräparaten (s. oben).

In der Spongiosagruppe fand sich ausnahmslos eine den Defekt ausfüllende Knochenneubildung mit Zeichen der zunehmenden Kortikalisierung. Plattennah zeigte sich bei den Röntgenaufnahmen nach Entfernung des Osteosynthesematerials sichtbar eine deutliche Rarifizierung der Knochensubstanz. In dieser Gruppe fand sich keine Pseudarthrose.

In der Defektgruppe fanden sich durchgehend Zeichen der Instabilität und Lockerung am Osteosynthesematerial. In einem Fall war es zu einer knöchernen Ausfüllung des Defektes gekommen, wobei die neu gebildeten Knochenmassen sehr wolkig und röntgenologisch weniger dicht als die in der Spongiosaplastik erschienen. Auch hier fand sich plattenfern eine deutlich größere Knochenneubildung als in den plattennahen Arealen. Die in dieser Gruppe aufgetretenen Pseudarthrosen lassen sich röntgenologisch durch die fehlende Knochenneubildung bzw. die fehlende Vereinigung der Kallusmassen hinreichend erklären.

Röntgenbefunde nach 16 Wochen postoperativ

In den beiden Versuchsgruppen mit 6 Monaten Beobachtungszeit zeigten sich jetzt bereits deutliche Zeichen des Remodellings. In der Gruppe *Spongiosa* kam es zu einer Reduktion der Kallusfläche und zu einer zunehmenden Strukturierung des Kallus mit weiterbestehender Betonung der plattenfernen Areale. Auch in der Gruppe *Keramik + Mark* kam es zu einer deutlichen Größenzunahme der Kallusfläche mit zunehmender Integration der Keramik. Zeichen für die Entwicklung einer Pseudarthrose ergaben sich bei keinem Tier.

Röntgenbefunde nach 24 Wochen postoperativ

Die bereits nach 16 Wochen beobachteten Veränderungen im Sinne des Remodellings nahmen weiterhin zu. Jetzt kam es auch im Vergleich zur 16-Wochen-Kontrolle zu einer deutlichen Abnahme der Kallusfläche im Bereich der Keramik.

Bei keinem der Tiere in den beiden Gruppen mit 6 Monaten Beobachtungszeit bildete sich nach radiologischen Kriterien eine Pseudarthrose aus.

3.5.1
Quantitative Auswertung der Makroradiographie

Die perikeramische Knochenneubildung wurde, wie oben beschrieben, per digitaler Röntgenbildauswertung quantitativ bestimmt. Die Ergebnisse für die Tiere mit 3 Monaten Beobachtungszeit sind, geordnet nach dem Zeitpunkt der Röntgenuntersuchung, in Abb. 28 zusammengefaßt.

Für alle Gruppen ergibt sich also prinzipiell die gleiche Tendenz. Innerhalb der ersten 8 Wochen nimmt die perikeramische Knochenbildung in ihrer Fläche zu. Wie auch bereits bei der Betrachtung der Nativröntgenbilder beobachtet, scheint bis zur 12. Woche keine weitere Zunahme einzutreten. In der Gruppe *Keramik + Mark* kommt es sogar zu einer geringen Abnahme der perikeramischen Kallusbildung.

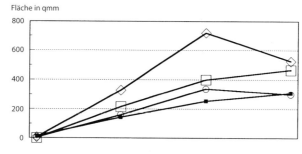

		2 Wochen	4 Wochen	8 Wochen	12 Wochen
Keramik		15	143	254	308
Keramik+FGf		3	160	336	299
Keramik+Mark		6	327	719	524
Keramik+Mark-FGF		0	216	399	465

Abb. 28. Perikeramische Knochenneubildung im zeitlichen Verlauf für die Gruppen mit 3monatiger Beobachtungszeit

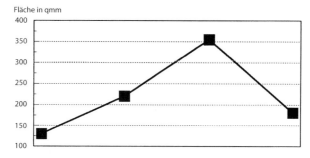

		4 Wochen	8 Wochen	16 Wochen	24 Wochen
Keramik+Mark		130	220	355	181

Abb. 29. Darstellung der perikeramischen Knochenneubildung im zeitlichen Verlauf für die Gruppe Keramik + Mark 6 Monate

Allerdings weisen diese Werte eine sehr große Standardabweichung auf. Die scheinbar deutlich größere perikeramische Knochenneubildung in der Gruppe *Keramik + Mark* zum Zeitpunkt 8 Wochen postoperativ ergibt in der statistischen Analyse keinen signifikanten Unterschied. Die detaillierten Ergebnisse der quantitativen radiologischen Auswertung sind im Anhang (Tabelle 3 und 4) wiedergegeben. Die Ergebnisse für die Gruppe *Keramik + Mark* mit 6 Monaten Beobachtungsdauer sind in Abb. 29 wiedergegeben.

Für die Gruppe *Keramik + Mark* mit 6monatiger Beobachtungszeit bestätigt sich der Trend, den man bereits bei den Tieren mit 3 Monaten Beobachtungszeit beobachten konnte. Es kommt vom Zeitpunkt 16 Wochen postoperativ bis zum Zeitpunkt 24 Wochen postoperativ zu einer Abnahme der Kallusfläche um etwa die Hälfte. Dieses kann als Hinweis auf das ausgeprägte Remodelling in dieser Zeitspanne gelten. Diese Ergebnisse sind insbesondere im Zusammenhang mit den weiter unten dargestellten Ergebnissen der Kontaktmikroradiographie und der Fluoreszenzmikroskopie zu bewerten.

3.5.2
Zusammenfassung der radiologischen Beobachtungen

Die röntgenologischen Beobachtungen in den Keramikgruppen und, stellvertretend für die Spongiosagruppen, die Ergebnisse der Tiere mit 6 Monaten Beobachtungszeit sind in den Tabellen 8 – 13 pro Versuchsgruppe zusammengefaßt.

3.5.3
Beispielhafte Verläufe der Röntgenbeobachtung

In den Abb. 30 – 43 werden exemplarische Röntgenverläufe der einzelnen Versuchsgruppen dargestellt. Eine detaillierte Beschreibung der Röntgenverläufe ist in den Tabellen 8 – 13 enthalten.

Tabelle 8. Zusammenfassung der Röntgenergebnisse Gruppe Keramik 3 Monate (*PA* Pseudarthrose)

Tier-Nr.	Postoperativ	1 Woche	2 Wochen	4 Wochen	8 Wochen	12 Wochen
140	Gute Implantation	Status idem	Status idem	Beginnende kleinflächige Kallusbildung	Keine wesentliche Zunahme der Kallusbildung	Proximal Keramik teilweise integriert, distal keine Integration, deutlicher Resorptionssaum
141	Ideale Implantation	In der a.-p.-Projektion Kantenabbrüche der Keramik geringen Ausmaßes	Status idem	Beginnende kleinflächige Kallusbildung	Zunehmende Sinterung der Keramik, deutlicher Unruhekallus	Kallus strukturiert, Keramik integriert
142	Deutlicher Versatz des Knochenschaftes in der a.-p.-Projektion	Deutliches Sintern und Eindringen der Kortikalis in den Keramikkörper	Weiteres Sintern der Keramik und Kantenabbrüche	Periphere Keramiklängsfraktur, beginnende kleinflächige Kallusbildung	Desintegration der Keramik, geringe Kallusbildung	Multiple Frakturen in der Keramik, fast vollständig fehlende Integration
143	Gute Implantation	Einstauchung des Keramikkörpers	Status idem	Querfraktur der Keramik, minimale Kallusbildung	Sinterung der Keramik	Keramikkörper desintegriert, PA-Bildung, geringe Kallusbildung
144	Ideale Implantation	Leichte Einstauchung des Keramikkörpers	Status idem	Keramik unverändert, deutliche Kallusbildung	Kallus strukturiert sich, distal mit Spaltbildung	Pseudarthrose distal, ansonsten gute Integration
145	Deutlicher Versatz des Knochenschaftes in der a.-p.-Projektion	Querfraktur der Keramik im proximalen Drittel	Status idem	Periphere Keramiklängsfraktur, gute Kallusbildung	Weitere Sinterung der Keramik, Unruhekallus proximal mit Plattenlockerung	Gute Integration der gesinterten Keramik, Platte gelockert
146	Gute Implantation	Status idem	Kantenabbruch der Keramik, geringe Kallusbildung	Keramik unverändert, perikeramische Kallusbildung	Sinterung der Keramik, deutliche Kallusbildung	Überbrückende Kallusbildung, gute Integration

Tabelle 9. Zusammenfassung der Röntgenergebnisse Gruppe Keramik + FGF 3 Monate (*PA* Pseudarthrose)

Tier-Nr.	Postoperativ	1 Woche	2 Wochen	4 Wochen	8 Wochen	12 Wochen
151	Gute Implantation	Status idem	Längsfraktur der Keramik	Beginnende perikeramische Kallusbildung, Querfraktur der Keramik	Deutliche perikeramische Kallusbildung mit fehlender Überbrückung im Bereich der Keramikfraktur	Überbrückende Kallusbildung, Keramik gut integriert
152	Gute Implantation	Fissur des proximalen Fragmentes durch die Schraubenlöcher ohne Dislokation	Stellung gleich, periostale Reaktion im Bereich der Fissur	Längsfraktur der Keramik, deutliche Kallusbildung	Zunahme des Kallus, Fissur verheilt	Mäßige Kallusbildung, gute Integration bei leichter Dislokation
153	Gute Implantation	Status idem	Status idem	Querfraktur der Keramik, geringe Kallusbildung	Keramik gesintert, geringe Kallusbildung	Keramik gesintert, fehlende Kallusbildung, Plattenlockerung, PA
155	Gute Implantation	Status idem	Status idem	Gute Kallusbildung	Sehr gute Kallusbildung	Gute Integration der Keramik, sehr gute Kallusbildung besonders dorsal und medial
158	Spaltbildung zwischen Knochen und Keramik proximal und distal	Status idem	Status idem	Keramik unverändert, mäßige Kallusbildung	Gute Kallusbildung, distaler Spalt setzt sich in den Kallus fort	Überbrückende Kallusbildung, distal keine ideale Integration, PA
159	Gute Implantation	Status idem	Status idem	Gute Kallusbildung	Kallus strukturiert sich	Gut strukturierter Kallus, Keramik integriert

Tabelle 10. Zusammenfassung der Röntgenergebnisse Gruppe Keramik + Mark 3 Monate (*PA* Pseudarthrose)

Tier-Nr.	Postoperativ	2 Wochen	4 Wochen	8 Wochen	12 Wochen
110	Gute Implantation	Wolkige Kallusbildung	Zunehmende Kallusbildung ohne Überbrückung, Spaltbildung proximal	Schrumpfung des Kallus, Querbruch der Keramik, PA-Bildung bahnt sich an	Kallusschrumpfung, gute Integration
111	Gute Implantation	Status idem	Periostale Kallusbildung	Längsfraktur der Keramik plattennah	Spaltbildung medial distal, sonst gute Integration
112	Spaltbildung distal und proximal	Geringe periostale Kallusbildung, kleiner Kantenabbruch distal	Querbruch und Sinterung der extraossär gelegenen Keramik	Gute Integration	Kallusschrumpfung, gute Integration
113	Gute Implantation	Periostale Kallusbildung	Kantenabbruch distal dorsal, sonst gute Kallusbildung	Zunahme der periostalen Kallusbildung, PA distal lateral Knochen-Keramik-Übergang	Kallusschrumpfung, PA nicht mehr so deutlich erkennbar, gute Integration
114	Gute Implantation	Periostale Kallusbildung	Kantenabbrüche proximal und distal, Sinterung der Keramik	Ausgiebige periostale Kallusbildung	Schrumpfung des Kallus, gute Integration
115	Gute Implantation	Längsfraktur der extraossär gelegenen Keramik	Status idem	Sinterung der Keramik, jetzt erstmals Kallusbildung	Kallus unverändert, gute Integration
117	Gute Implantation	Proximale Spaltbildung, periostale Kallusbildung	Kantenabbruch dorsal, ausgiebige, überbrückende Kallusbildung	Zunehmende Mineralisation des Kallus	Schrumpfung des Kallus, gute Integration
118	Gute Implantation	Status idem	Periostale Kallusbildung	Zunehmende Mineralisation des Kallus	Schrumpfung des Kallus, gute Integration

Tabelle 11. Zusammenfassung der Röntgenergebnisse Gruppe Keramik + Mark + FGF 3 Monate (*PA* Pseudarthrose)

Tier-Nr.	Postoperativ	2 Wochen	4 Wochen	8 Wochen	12 Wochen
161	Kein idealer Kontakt zwischen Knochen und Keramik	Längsfraktur des Keramikkörpers plattenfern	Fragmentation des Längsfragmentes	Querfraktur durch Keramik mit beginnender PA-Bildung	Lateral und dorsal PA, medial, ventral und an Osteotomie gute Integration
162	Kein idealer Kontakt zwischen Knochen und Keramik, dorsales Klaffen	Status idem	Längsfraktur der Keramik von distal plattenfern ausgehend, ausgeprägter periostaler Kallus	Zusätzlich Querfraktur durch Keramik. Von dieser ausgehend PA, guter Kallus	PA in allen Ebenen durch die Mitte der Keramik, keine knöcherne Integration
163	Gute Implantation, guter Kontakt	Status idem	Kleiner Kantenabbruch der Keramik distal, beginnender Kallus	Sinterung der Keramik bei fortschreitender Integration	Gute Integration, gute Überbrückung
164	Geringe Spaltbildung	Status idem	Längsfraktur, beginnende Kallusbildung	Ausgiebige Sinterung, Desintegration der Keramik	PA bei desintegrierter Keramik
165	Gute Implantation	Status idem	Beginnende periostale Kallusbildung, kleiner Kantenabbruch der Keramik lateral	Gute Integration und Überbrückung	Kallus geschrumpft, gute Integration, gute Überbrückung
168	Geringe Spaltbildung	Adaptation gebessert	Bruch der Keramik dorsolateral quer, guter Kallus	Zunehmender Kallus, sonst Status idem	Gute Integration, gute Überbrückung
169	Gute Implantation	Status idem	Kantenabbruch distal lateral, periostale Kallusbildung	Längsfraktur der Keramik und Sinterung, zunehmende Kallusbildung	Medial keine Integration, dorsal und lateral gute Überbrückung und Integration

Tabelle 12. Zusammenfassung der Röntgenergebnisse Gruppe Spongiosa 6 Monate (*PA* Pseudarthrose)

Tier-Nr.	Postoperativ	4 Wochen	8 Wochen	16 Wochen	24 Wochen
79	Regelrechte Plattenlage, gute Stellung	Spongiosa mineralisiert sich besonders dorsal	Deutliche Resorption der Spongiosa unter der Platte, gute Mineralisation in allen anderen Ebenen	Zunahme der Mineralisation in allen Ebenen, neu gebildeter Knochen strukturiert sich	„Kortikalisierung" des neu gebildeten Knochens, Defekt sicher überbrückt
80	Regelrechte Plattenlage, gute Stellung	Dorsolaterale Mineralisation der Spongiosa	Ventral Resorption der Spongiosa, gute Mineralisation in allen anderen Ebenen	Zunehmende Strukturierung, Fortschreiten der Mineralisation der Spongiosa	„Kortikalisierung" des neu gebildeten Knochens, Defekt sicher überbrückt
81	Regelrechte Plattenlage, gute Stellung	Fraktur durch proximale Schraubenlöcher ohne Beteiligung des Defektes, Fraktur bereits konsolidiert	Unveränderte Stellung der Fraktur, gute Mineralisation der Spongiosa in allen Ebenen	Unveränderte Stellung der Fraktur, zunehmende Strukturierung, Fortschreiten der Mineralisation der Spongiosa	Fraktur unverändert, geringe „Kortikalisierung" des neu gebildeten Knochens, Defekt sicher überbrückt
82	Regelrechte Plattenlage, gute Stellung	Periostale Kallusbildung dorsal, geringe Mineralisation der Spongiosa	Resorption der Spongiosa medial, Zunahme der dorsalen Mineralisation	Zunahme der Mineralisation und Strukturierung der Spongiosa, auch medial gute Defektfüllung	„Kortikalisierung" des neu gebildeten Knochens, Defekt sicher überbrückt
83	Regelrechte Plattenlage, leichtes Rekurvatum	Gleichmäßige, dorsal betonte Mineralisation der Spongiosa	Fortschreitende Mineralisation, dorsal betont	Zunehmende Strukturierung, Fortschreiten der Mineralisation der Spongiosa	„Kortikalisierung" des neu gebildeten Knochens, Defekt sicher überbrückt
84	Regelrechte Plattenlage, gute Stellung	Deutliche Kallusbildung, in allen Ebenen periostal betont, deutliche Mineralisation	Defekt vollständig und sicher überbrückt	Kallus schrumpft	„Kortikalisierung" des neu gebildeten Knochens, Defekt sicher überbrückt
85	Regelrechte Plattenlage, leichtes Rekurvatum	Gute Kallusbildung, gleichmäßige Mineralisation der Spongiosa	Spongiosa strukturiert sich, Defekt sicher überbrückt	Kallus schrumpft und strukturiert sich	„Kortikalisierung" des neu gebildeten Knochens, Defekt sicher überbrückt
86	Regelrechte Plattenlage, gute Stellung	Proximale Tibiafraktur mit Beteiligung des Defektes (Tier eliminiert)			
87	Regelrechte Plattenlage, Versatz in der a.-p.-Ebene	Gleichmäßige Mineralisation, geringe Kallusbildung	Zunehmende Mineralisation, besonders dorsal, Resorption unter der Platte	Zunehmende Strukturierung und Kortikalisierung	„Kortikalisierung" des neu gebildeten Knochens, Defekt sicher überdeckt

Tabelle 13. Zusammenfassung der Röntgenergebnisse Gruppe Keramik + Mark 6 Monate (*PA* Pseudarthrose)

Tier-Nr.	Postoperativ	4 Wochen	8 Wochen	16 Wochen	6 Monate
129	Gute Implantation	Geringe Kallusbildung, kleiner Resorptionssaum proximal und distal	Zunahme des Resorptionssaumes distal, geringe Kallusbildung	Stückfraktur der Keramik, Resorptionssaum geringer	Lateral durch Kallus überbrückt, sonst geringe Kallusbildung, medial distal Resorptionssaum
130	Ideale Implantation	Gute Kallusbildung in allen Ebenen, Impression der distal-dorsalen Kortikalis in die Keramik	Kallus strukturiert sich, medial kein Kontakt zwischen Kallus und Keramik, geringer Resorptionssaum proximal und distal	Kallus schrumpft, Keramik gut integriert	Kallus schrumpft, Keramik reizlos eingeheilt
131	Keramik frakturiert, sonst guter Sitz	Keramikfraktur leicht disloziert, Resorptionssaum proximal und distal, beginnende Kallusbildung	Keramik unverändert, Resorptionssaum geringer, zunehmende Kallusbildung	Keramikfraktur „geheilt", kein Resorptionssaum, überbrückende Kallusbildung	Keramik gut integriert, Kallus geschrumpft und strukturiert
132	Keramikfraktur, sonst gute Implantation	Keramik unverändert, überbrückende Kallusbildung dorsal	Überbrückende, jetzt auch lateral gut strukturierte Kallusbildung	Kallus schrumpft, sonst Status idem	Keramik gut integriert, Kallus weiter konsolidiert und kortikalisiert
133	Rekurvatum der Osteosynthese, Keramik distal ohne vollständige Knochenüberdeckung	Keramik unverändert, beginnende Kallusbildung besonders proximal, proximaler Resorptionssaum	Fraktur der Keramik, überbrückende Kallusbildung unstrukturiert	Keramik unverändert, Kallus größer und strukturiert	Keramik gut integriert, Kallus geschrumpft
134	Ideale Implantation	Keramik unverändert, geringe Kallusbildung	Keramik gesintert, zunehmender Kallus ohne Überbrückung	Keramik unverändert, überbrückende Kallusbildung	Keramik gut integriert, Kallus geschrumpft und kortikalisiert
135	Gute Implantation	Längsfraktur der Keramik, geringe Kallusbildung, proximaler Resorptionssaum	Keramik gesintert, zunehmende Kallusbildung	Keramik unverändert, überbrückende Kallusbildung	Keramik gut integriert, Kallus geschrumpft
136	Geringer Versatz in der a.-p.-Ebene, geringe Spaltbildung proximal	Keramik unverändert, geringe Kallusbildung, proximaler Resorptionssaum	Keramik unverändert, lateral überbrückende Kallusbildung unstrukturiert	Keramik integriert, überbrückende Kallusbildung, besonders lateral gut strukturiert	Keramik gesintert und gut integriert, Kallus geschrumpft

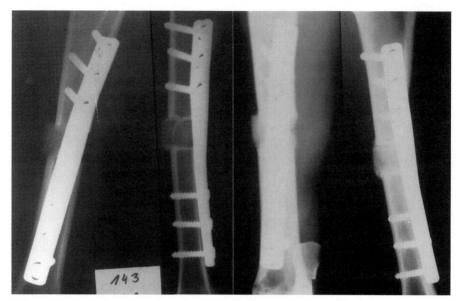

Abb. 30. Röntgenaufnahmen a.-p. und seitlich postoperativ (*links*) und nach 4 Wochen (*rechts*) bei einem Tier aus der Gruppe Keramik 3 Monate (Tier Nr. 143)

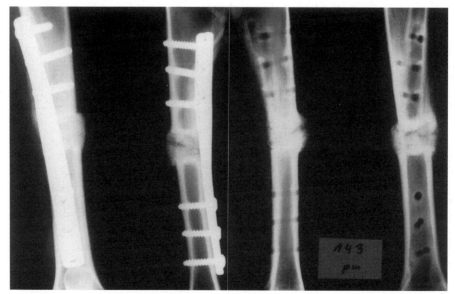

Abb. 31. Röntgenaufnahmen 8 Wochen und nach Implantatentfernung 12 Wochen postoperativ (Tier Nr. 143). Es besteht eine Pseudarthrose mit Implantatlockerung

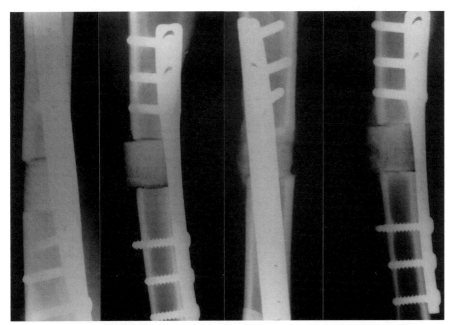

Abb. 32. Röntgenaufnahmen a.-p. und seitlich postoperativ (*links*) und nach 4 Wochen (*rechts*) bei einem Tier aus der Gruppe Keramik + Mark 3 Monate (Tier Nr. 112). Bereits nach 4 Wochen deutliche perikeramische Kallusbildung. Keramikfraktur im dorsalen Anteil

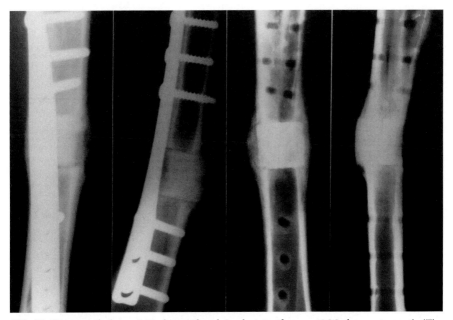

Abb. 33. Röntgenaufnahmen 8 Wochen und nach Implantatentfernung 12 Wochen postoperativ (Tier Nr. 112). Gute Integration der Keramik mit deutlicher perikeramischer Kallusbildung medial, lateral und dorsal. Keine Implantatlockerungszeichen

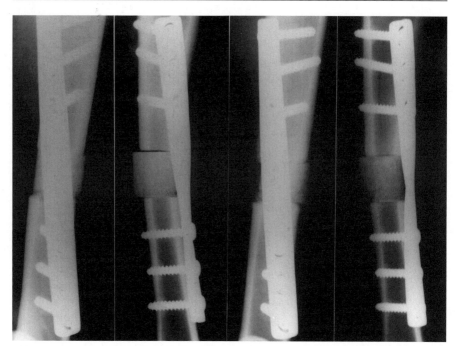

Abb. 34. Röntgenaufnahmen a.-p. und seitlich postoperativ *links)* und nach 4 Wochen (*rechts*) bei einem Tier aus der Gruppe Keramik + Mark + FGF 3 Monate (Tier Nr. 168). Initial geringe Spaltbildung zwischen Keramik und Osteotomie. Nach 4 Wochen geringere perikeramische Kallusbildung. Die initiale Spaltbildung zwischen Keramik und Osteotomie ist jetzt nicht mehr nachweisbar. Keramikfraktur im dorsalen Anteil

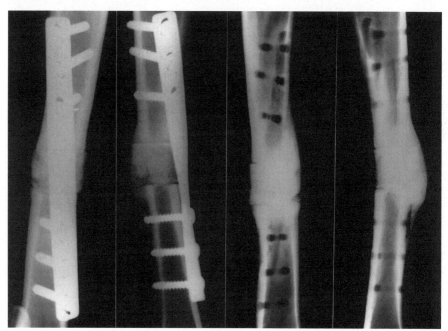

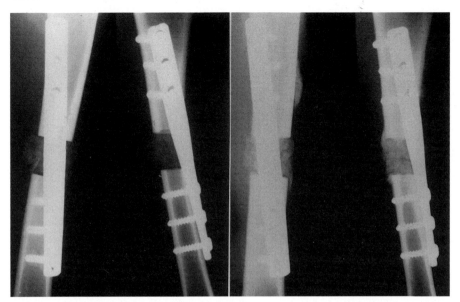

Abb. 36. Röntgenaufnahmen a.-p. und seitlich postoperativ (*links*) und nach 4 Wochen (*rechts*) bei einem Tier aus der Gruppe Spongiosa 3 Monate (Tier Nr. 163). Bereits nach 4 Wochen deutliche Dichtezunahme der Spongiosaplastik

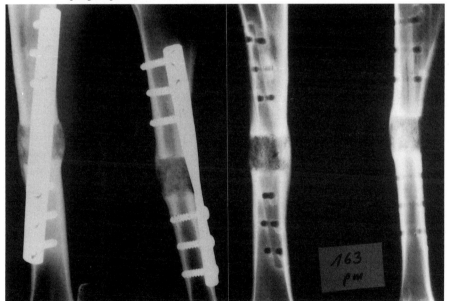

Abb. 37. Röntgenaufnahmen 8 Wochen und nach Implantatentfernung 12 Wochen postoperativ (Tier Nr. 163). Die Spongiosaplastik hat sich gut durchstrukturiert. Keine Implantatlockerungszeichen

◁

Abb. 35. Röntgenaufnahmen 8 Wochen und nach Implantatentfernung 12 Wochen postoperativ (Tier Nr. 168). Gute Integration der Keramik besonders dorsal und lateral. Ventral und medial fehlende Integration. Keine Implantatlockerungszeichen

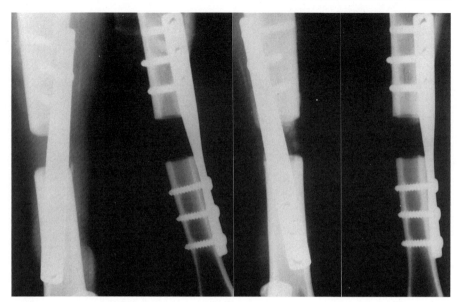

Abb. 38. Röntgenaufnahmen a.-p. und seitlich postoperativ (*rechts*) und nach 4 Wochen (*rechts*) bei einem Tier aus der Gruppe Leerdefekt 3 Monate (Tier Nr. 175). Nach 4 Wochen geringe, unstrukturierte Knochenneubildung im Defekt

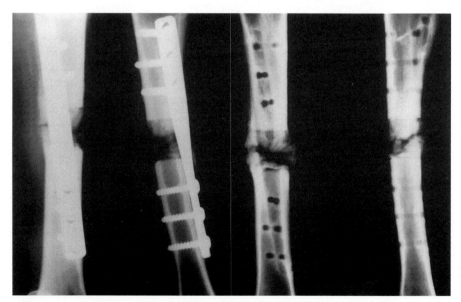

Abb. 39. Röntgenaufnahmen 8 Wochen und nach Implantatentfernung 12 Wochen postoperativ (Tier Nr. 175). Zunehmende Knochenneubildung, auch periostal. Es zeigt sich jedoch eine persistierende Spaltbildung und damit fehlende Überbrückung. Geringe Implantatlockerungszeichen (Schraubenlöcher weisen keine Gewindegänge mehr auf)

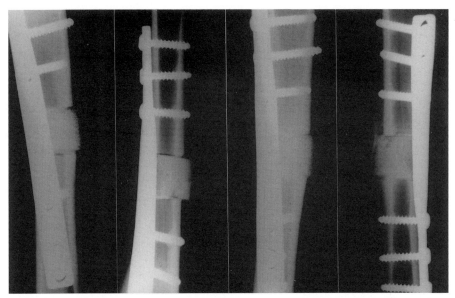

Abb. 40. Röntgenaufnahmen a.-p. und seitlich postoperativ (*links*) und nach 4 Wochen (*rechts*) bei einem Tier aus der Gruppe Keramik + Mark 6 Monate (Tier Nr. 132). Bereits bei der Implantation eine kleine Absprengung an der Keramik dorsal und distal. Nach 4 Wochen überbrückende Kallusbildung dorsal

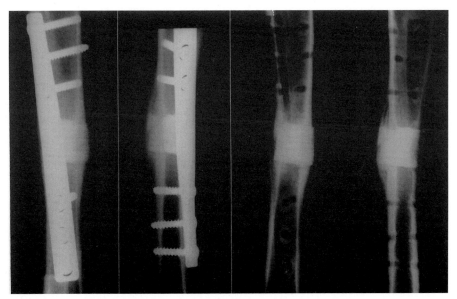

Abb. 41. Röntgenaufnahmen 16 Wochen und nach Implantatentfernung 24 Wochen postoperativ (Tier Nr. 132). Gute Integration der Keramik, Durchstrukturierung der perikeramischen Kallusbildung schreitet fort. Keine Lockerungszeichen der Implantate

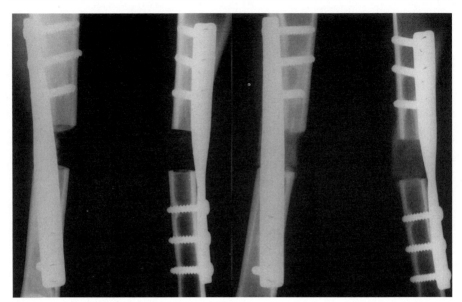

Abb. 42. Röntgenaufnahmen a.-p. und seitlich postoperativ (*links*) und nach 4 Wochen (*rechts*) bei einem Tier aus der Gruppe Spongiosa 6 Monate (Tier Nr. 83). Bereits nach 4 Wochen deutliche Dichtezunahme der Spongiosaplastik

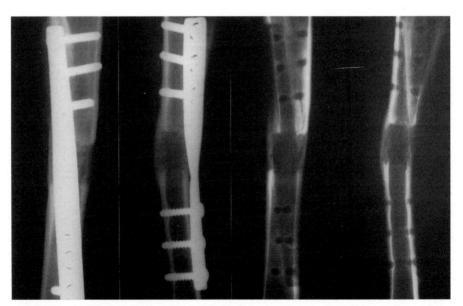

Abb. 43. Röntgenaufnahmen 16 Wochen und nach Implantatentfernung 24 Wochen postoperativ (Tier Nr. 83). Gute Integration der Spongiosaplastik mit fortschreitendem Remodelling und „Kortikalisierung". Keine Implantatlockerungszeichen

3.6
Mikroradiographie

3.6.1
Deskriptive Auswertung

Die Ergebnisse der Betrachtung der Mikroradiographien mit dem bloßen Auge und dem Stereomikroskop sind in den folgenden Abschnitten wiedergegeben. Vorab einige Beobachtungen, die an allen Präparaten gemacht wurden:

1. Der Knochenumbau, welcher sich durch die Porosität der an den Defekt angrenzenden Kortikalis manifestierte, war proximal des Defektes in der Regel größer als distal.
2. Bedingt durch die offenbar bessere Durchblutung des proximalen Fragmentes kam es auch zu einem vermehrten Einwachsen von Knochen in die proximalen Abschnitte der Keramik.
3. In allen Abschnitten, in denen Knochen in die Keramik eingewachsen war, bestand ein inniger Kontakt zwischen diesen beiden Strukturen.
4. Wenn sich eine Pseudarthrose ausbildete, lag sie in der Regel näher an der distalen Resektionsgrenze.
5. In allen Gruppen kam es regelmäßig zu einer Einstauchung der Kortikalisenden in die Keramik. Entweder konnte dies bereits intraoperativ als Folge der dynamischen Kompressionswirkung der Osteosynthese beobachtet werden, oder das Einsinken in die Keramik geschah in den ersten Wochen postoperativ nach einer axialen Belastung.
6. Die oben beschriebene Einstauchung schritt bei einigen Präparaten so weit fort, daß es zu einer vollständigen Desintegration der Keramik kam. Diese Veränderung war bei den Präparaten aus den Gruppen mit 3 Monaten Beobachtungszeit *Keramik, Keramik + FGF* und *Keramik + Mark + FGF* in der Regel mit der Entstehung einer Pseudarthrose vergesellschaftet. In den Gruppen mit *Keramik + Mark* konnte auch in dieser Situation der Defekt vollständig überbrückt werden im Sinne einer Frakturheilung.

Gruppe Keramik 3 Monate
Neben der die Keramik teilweise überbrückenden perikeramischen Kallusbildung zeigt sich in der Keramikgruppe eine deutliche endostale Knochenneubildung, die z.T. kurzstreckig in die Keramik eingewachsen war. In einigen Fällen ist kein Einwachsen von neu gebildetem Knochen zu erkennen. Diese endostale Knochenneubildung ist proximal stärker ausgeprägt als distal und zeigt teilweise einen trabekulären Wall, der den Markraum zum Implantat hin verschließt und in den überwiegenden Fällen deutlich von der Keramik abgegrenzt ist (Abb. 44). Insgesamt findet sich in den Keramiken wenig neu gebildeter Knochen. Von der Kortikalis des diaphysären Knochens scheint nur ausnahmsweise eine geringe Knochenneubildung auszugehen. Der perikeramische Knochen dringt nicht nennenswert in die Keramiken ein (Abb. 45).

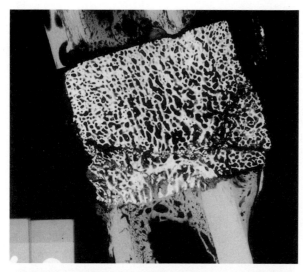

Abb. 44. Nur geringe intrakeramische Knochenneubil-
dung von proximal (*unten*).
Fehlende knöcherne Integration der Keramik distal. Mikroradiographisches Präparat
(Vergr. 2,2fach), Gruppe Keramik 3 Monate (Tier Nr. 140)

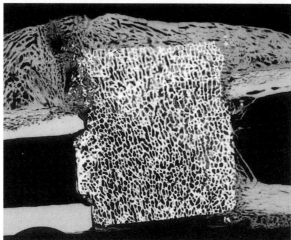

Abb. 45. Sehr ausgeprägte perikeramische Knochenneubil-
dung bei nur mäßiger intrakeramischer Knochenneubildung.
Deutliches axiales Einstauchen
der distalen Kortikalis in den
Keramikkörper (*links*). Am
distalen Keramik-Knochen-
Übergang ist der perikeramische Kallus unterbrochen.
Deutlich größere Porosität der
Kortikalis proximal im Vergleich zu distal. Mikroradiogra-
phiepräparat (Vergr. 2,2fach),
Gruppe Keramik 3 Monate
(Tier Nr. 144)

Gruppe Keramik + FGF 3 Monate

Sowohl die perikeramische als auch die endostale Kallusbildung außerhalb der Keramik sind mit der der Keramikgruppe vergleichbar. In der Keramik findet sich dagegen eine deutlich vermehrte Knochenneubildung, die sowohl von dem endostalen als
auch von dem kortikalen Knochen auszugehen scheint (Abb. 46).

Hierbei kommt es z. T. zu einer fast völligen Durchbauung der Keramiken, wobei
ausnahmslos der der Platte anliegende Teil der Keramik von der Knochenneubildung
ausgespart bleibt.

Eine Vereinigung der offensichtlich zentripedal fortschreitenden, von den Osteotomieflächen ausgehenden Knochenneubildung hat nur in 1 von 6 Fällen stattgefunden.

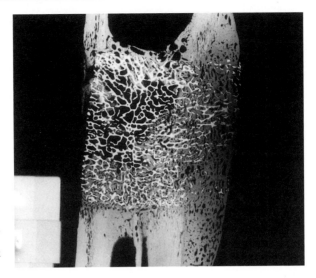

Abb. 46. Sehr gute intra- und perikeramische Knochenneubildung mit angedeuteter Kortikalisierung. Mikroradiographie (Vergr. 2,2fach), Gruppe Keramik + FGF 3 Monate (Tier Nr. 159)

In den plattenfernen Anteilen der Keramik zeigt sich teilweise eine Verdichtung des neugebildeten Knochens im Sinne einer Kortikalisierung.

Gruppe Keramik + Mark 3 Monate
Ähnlich wie in der Gruppe *Keramik + FGF* findet sich hier ein deutlich besseres Einwachsen von Knochen in die Keramik im Vergleich zur Gruppe mit *Keramik* allein. Auch hier ist die perikeramische Knochenneubildung deutlicher ausgeprägt.

Im Unterschied zu beiden zuvor beschriebenen Gruppen finden sich jedoch in der Art des Fortschreitens der Knochenneubildung in dieser Gruppe deutlich differente Befunde. Während in den Gruppen *Keramik* und *Keramik + FGF* die Knochenneubildung eindeutig von den Osteotomieflächen ausgeht, finden sich in einigen, mit Knochenmark infiltrierten Keramiken inselartige Regionen der Knochenneubildung (Abb. 47). Vermutlich hat das transplantierte Knochenmark an diesen Stellen eine

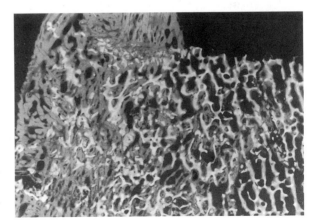

Abb. 47. Inselartige Knochenneubildung im Zentrum der Keramik. Es besteht nicht in allen Abschnitten Kontakt zu dem neu gebildeten Knochen der Umgebung. Zu berücksichtigen ist allerdings bei dieser Interpretation die lediglich zweidimensionale Abbildung bei dem dreidimensionalen Vorgang der Knochenneubildung. Mikroradiographisches Präparat (Vergr. 10fach), Gruppe Keramik + Mark 3 Monate (Tier Nr. 112)

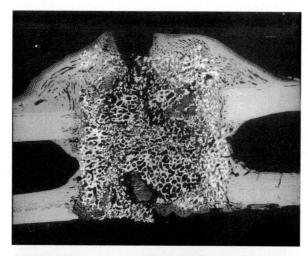

Abb. 48. Präparat mit Pseudarthrosenbildung trotz guten
Einwachsens von Knochen in
die Keramik und guter perikeramischer Knochenneubildung.
Sinterung des Keramikkörpers.
Mikroradiographie (Vergr.
2,2fach), Gruppe Keramik +
Mark + FGF 3 Monate (Tier Nr.
164)

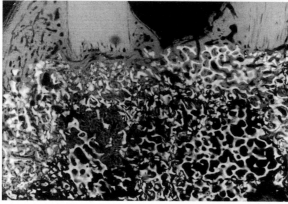

Abb. 49. Ausschnittvergröße-
rung aus Abb. 48. Es ist deutlich
die Desintegration der Keramik
und die recht gute Knochenneubildung in der Keramik zu
erkennen. Mikroradiographie
(Vergr. 4,4fach), Gruppe Keramik + Mark + FGF 3 Monate
(Tier Nr. 164)

Knochenneubildung hervorgerufen, ohne daß Kontakt zu dem von der Kortikalis
ausgehenden, neu gebildeten Knochen bestand.

Gruppe Keramik + Mark + FGF 3 Monate
Auch hier ist der Knochen gut in die Keramik eingewachsen. Wie in den Gruppen mit
Keramik und *Keramik + FGF* kam es jedoch auch hier zu einigen Pseudarthrosen,
ohne daß dies mit den mikroradiographischen Befunden erklärt werden kann (Abb.
48 und 49).

Gruppe Spongiosa 3 Monate
Der ehemalige Defekt ist in den meisten Fällen von einem der Keramik ähnlichen,
trabekulären Gitterwerk aus neu gebildetem Knochen ausgefüllt.
    In fast allen Präparaten zeigt sich eine deutliche Kortikalisierung in den platten-
fernen Abschnitten sowie eine Rarefizierung in den plattennahen Defektabschnitten
(Abb. 50).

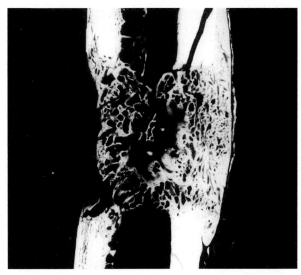

Abb. 50. Rarefizierung der Knochensubstanz plattennah, deutliche „Kortikalisierung". Die Fraktur im Präparat ist auf die biomechanische Prüfung zurückzuführen. Das Versagen der Spongiosaplastik in der biomechanischen Prüfung mit Fraktur durch die Spongiosa und angrenzende proximale Kortikalis entspricht dem Frakturtyp III nach White und Panjabi. Mikroradiographie (Vergr. 2,2fach), Gruppe Spongiosa 3 Monate (Tier Nr. 161)

Die radiologische Dichte ist in den plattenfernen Arealen mit der der originären Kortikalis nahezu vergleichbar.

Auch in dieser Gruppe findet sich in mehreren Fällen eine trabekuläre Abgrenzung des Markraumes, die offensichtlich endostaler Herkunft ist.

Gruppe Leerdefekt 3 Monate

Es findet sich eine nur angedeutete „periostale" Knochenneubildung. Die Hauptmasse der Knochenneubildung entsteht aus endostalen Knochenbrücken, die wolkig

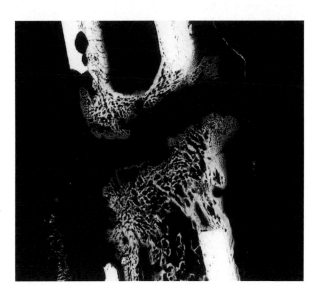

Abb. 51. Wolkige Knochenneubildung im Defektbereich mit deutlicher Abdeckelung im Sinne einer Pseudarthrose. Mikroradiographie (Vergr. 2,2 fach), Gruppe Defekt 3 Monate (Tier Nr. 171)

in den Defekt hineingewachsen sind und mit einer Ausnahme keine Vereinigung mit der Gegenseite zeigen. Zum Teil erscheinen die Knochenneubildungen zum Defekt hin abgedeckt (Abb. 51).

Gruppe Keramik + Mark 6 Monate

Wie bereits in der Gruppe mit 3monatiger Beobachtungszeit zeigt sich eine gute Knochenneubildung in der Keramik, die im zeitlichen Verlauf weiter zunimmt. Es findet sich außerdem fast immer eine deutliche perikeramische Knochenneubildung, welche jetzt nach 6 Monaten vergleichsweise besser strukturiert erscheint. Auch zu diesem Zeitpunkt ist proximal und plattenfern ein besseres Einwachsen des Knochens zu bemerken. Insgesamt weist auch nach 6 Monaten das Ausmaß des intrakeramischen Knochenwachstums eine große Spannbreite auf. Die beiden Präparate mit dem

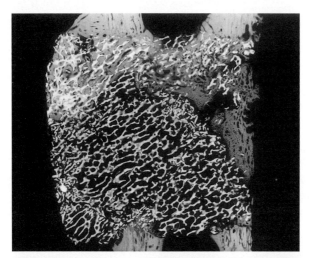

Abb. 52. Nur spärliches Einwachsen von Knochen in die Keramik. Es zeigt sich proximal (*oben*) eine knöcherne Integration, während diese distal völlig fehlt. Die perikeramische Knochenneubildung fehlt ebenfalls. Dieses Präparat weist ein Typ-I-Versagen nach White und Panjabi auf. Erkennbar ist auch, daß nach der Fraktur der Keramik im proximalen Anteil ein weiteres Einwachsen des Knochens möglich war. Die Keramikfragmente sind von Knochen umwachsen. Mikroradiographie (Vergr. 2,2fach), Gruppe Keramik + Mark 6 Monate (Tier Nr. 129)

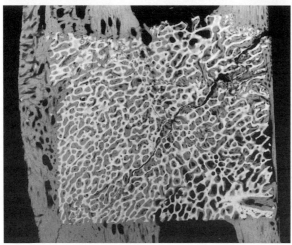

Abb. 53. Keramik mit fast vollständig eingewachsenem Knochen. Die Spaltbildung im Präparat stammt von der biomechanischen Prüfung. Mikroradiographie (Vergr. 2,2fach), Gruppe Keramik + Mark 6 Monate (Tier Nr. 132)

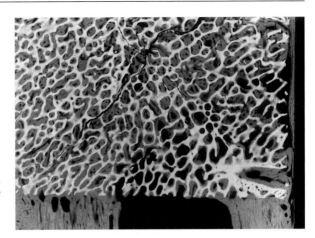

Abb. 54. Ausschnitt aus vorigem Präparat. Es stellt sich plattennah (*rechts*) eine deutlich geringere, aber immer noch sehr gute knöcherne Integration dar. Mikroradiographie (Vergr. 4,4fach), Gruppe Keramik + Mark 6 Monate (Tier Nr. 132)

besten und dem schlechtesten Knochenwachstum werden auf den nächsten Seiten dargestellt. Mit einer Ausnahme (Abb. 52) haben sich die von den Osteotomiestellen ausgehenden Fronten des neu gebildeten Knochens in der Keramik vereinigt (Abb. 53 und 54). Diese jetzt durchgehende Knochenneubildung wurde in der Gruppe mit 3monatiger Beobachtungszeit nicht gefunden.

Gruppe Spongiosa 6 Monate

Die Gruppe der autologen Spongiosaplastik zeigt im Vergleich zu den Tieren mit 3 Monaten Beobachtungszeit ein weiteres Fortschreiten der knöchernen Integration. Es bildete sich eine regelrechte Neokortikalis mit zunehmender Dichte aus. Es kam zu einer weitgehenden Resorption im Bereich der ehemaligen Markhöhle (Abb. 55).

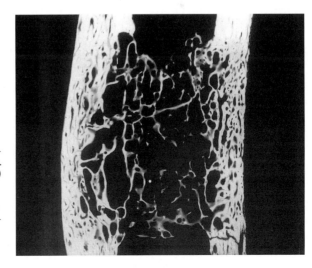

Abb. 55. Vollständige „Kortikalisierung" der Spongiosaplastik. Es zeigt sich plattennah (*rechts*) deutlich die größere Porosität. Der Regeneratknochen hat nahezu die gleichen Dimensionen wie der ursprüngliche Knochen. Mikroradiographie (Vergr. 2,2fach), Gruppe Spongiosa 6 Mon. (Tier Nr. 83)

3.6.2
Bildanalytische Auswertung der Knochenneubildung in den Keramiken

Zur digitalen Bildanalyse wurden die Keramikflächen in 4 gleichgroße Flächen unterteilt, da die Darstellung des gesamten Präparates unter dem Stereomikroskop nicht möglich war. Die in den folgenden Abschnitten dargestellten Ergebnisse der intrakeramischen Knochenneubildung stellen jeweils den Flächenanteil dar, welcher in der Porosität der Keramik mit knochendichtem Gewebe ausgefüllt war. Poren in dem neu gebildeten Knochen innerhalb der Keramik wurden dabei nicht als knochendichtes Gewebe bewertet.

Durchschnittlich wurden pro Präparat 648 036 Pixel gezählt und ausgewertet. Die Ergebnisse beruhen auf der Auswertung von 34 Präparaten. Bei jeweils einem Präparat der Gruppe *Keramik 3 Monate* (Tier Nr. 142) und der Gruppe *Keramik + FGF 3 Monate* (Tier Nr. 153) kam es zu einer völligen Desintegration der Keramik im Rahmen einer Pseudarthrosenbildung, so daß diese Ergebnisse nicht ausgewertet werden konnten. Eine Übersicht über die Resultate der intrakeramischen Knochenneubildung in den einzelnen Versuchsgruppen gibt die Abb. 56.

Analog zu den Ergebnissen der biomechanischen Prüfung zeigt sich hier das signifikant schlechteste Ergebnis für die Gruppe *Keramik 3 Monate* (33,9 % ± 15,2 %). Die Gruppen *Keramik + FGF 3 Monate* (54,4 % ± 20,6 %), *Keramik + Mark 3 Monate* (47,9 % ± 8 %), *Keramik + Mark + FGF* (48,0 % ± 12,3 %) liegen auf einem Signifikanzniveau. Alle Gruppen unterscheiden sich wiederum signifikant vom Wert der Gruppe *Keramik + Mark 6 Monate* (63,6 % ± 12,74 %). Die Signifikanzanalyse erfolgte mittels eines nicht parametrischen Tests nach Kruskal-Wallis mit anschließendem Posthoctest nach Newman-Keuls.

Da die Menge des in die Keramik eingewachsenen Knochens einen Einfluß auf die Torsionsfestigkeit der Präparate zu haben schien, wurde eine Regressionsanalyse mit diesen Parametern für die Keramikgruppen durchgeführt. Die Ergebnisse aller verfügbaren Planimetriebestimmungen zur intrakeramischen Knochenneubildung korrelieren mit den zugehörigen Torsionswerten (Abb. 57).

Die Korrelationskurve weist eine erhebliche Streuung auf, welche sich in einem niedrigen Korrelationskoeffizienten äußert (r = 0,34). Dennoch ist die Steigerung der Regressionsgeraden signifikant von Null verschieden (p ≤ 0,05). Die Gleichung der Regressionsgeraden lautet: Drehmoment = 17,8 + 0,37 * Knochenneubildung. Es ist

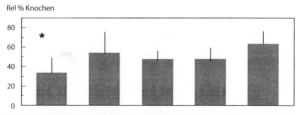

Abb. 56. Zusammenfassung der Ergebnisse der intrakeramischen Knochenneubildung. Der Unterschied zwischen den Einzelgruppen ist signifikant

	Keramik 3 Mon.	+FGF 3 Mon.	+Mark 3 Mon.	+Mark+FGF 3 Mon.	+Mark 6 Mon.
Knochenneubildung ▓	33,9	54,4	47,9	48,0	63,6
Standardabweichung	15,2	20,6	8,8	12,3	12,7

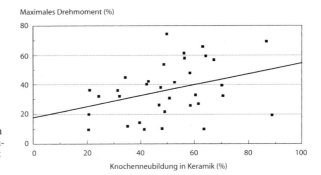

Abb. 57. Korrelation zwischen intrakeramischer Knochenneubildung und Torsionsfestigkeit der Einzelpräparate

somit erlaubt anzunehmen, daß in diesem Versuch eine signifikante Korrelation zwischen der intrakeramischen Knochenneubildung und der mechanischen Festigkeit der Präparate besteht. Sämtliche Einzelwerte der digitalen Bildanalyse sind im Anhang (Tabelle 5) wiedergegeben.

3.7
Fluoreszenzmikroskopie

Die Ergebnisse der Fluoreszenzmikroskopie sind nach dem zeitlichen Ablauf der Farbstoffmarkierungen wiedergegeben. Auf diese Weise sind die Unterschiede zwischen den Einzelgruppen bezüglich der Dynamik des Knochenwachstums im Defektbereich besser darzustellen. Einzelne Beobachtungen werden anhand von illustrativen Beispielen belegt. Insgesamt kann die Farbstoffmarkierung in der hier durchgeführten Technik als erfolgreich gelten, da in allen Präparaten eine zeitliche Zuordnung der Knochenneubildung möglich war.

3.7.1
Calceingrün

Dieser Farbstoff wurde in den Gruppen mit 3monatiger Beobachtung in der 1. bzw. 2. Woche gegeben, während die Tiere in den Gruppen mit 6 Monaten Beobachtungszeit diesen Farbstoff nach 4 Wochen injiziert bekamen (s. auch Tabellen 2 und 3). Bei der Betrachtung der Präparate fand sich in den Gruppen *Keramik 3 Monate*, *Keramik + FGF 3 Monate* und *Leerdefekt* nur im Bereich der ehemaligen periostalen Ablösung eine Calceinfärbung (Abb. 58). Diese stellte sich als ein sehr intensiver, schmaler Saum periostal dar. Weder im periostal neu gebildeten Knochen noch in den Keramiken fanden sich Hinweise für eine relevante Knochenneubildung in den ersten Wochen.

In den übrigen Gruppen mit 3 Monaten Beobachtungszeit fanden sich zusätzlich Calceinmarkierungen in dem äußeren (periostalen) Bereich der Spongiosaplastik und der Keramik. Bei einigen Präparaten waren in der Nähe der osteotomierten Kortikalis und auch im Zentrum der Spongiosaplastik oder der Keramik ebenfalls Calceinmarkierungen sichtbar. Bei den Präparaten mit 6 Monaten Beobachtungszeit ergaben sich ähnliche Beobachtungen. Es fanden sich hier regelmäßig Calceinbanden

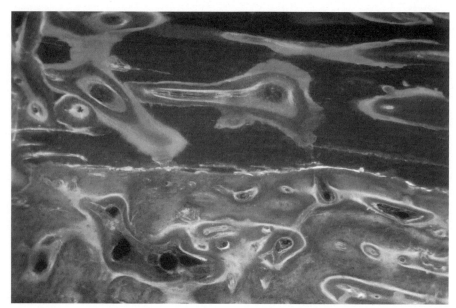

Abb. 58. Scharfe Calceinbande im Bereich der periostalen Ablösung von der Kortikalis. Fluoreszenzmikroskopie (Vergr. 63fach), Gruppe Keramik + FGF 3 Monate

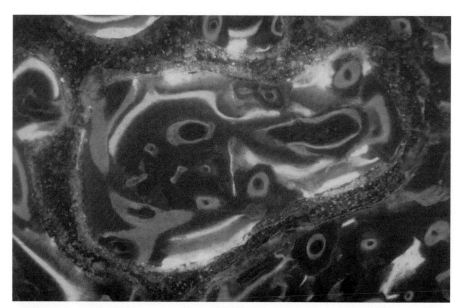

Abb. 59. Knochenneubildung in einer Keramiklakune aus dem Zentrum der Keramik. Man erkennt deutlich in der Peripherie der Lakune den stark fluoreszierenden Calceinfarbstoff. In diesem Präparat läßt sich der zeitliche Ablauf der intrakeramischen Knochenneubildung gut nachvollziehen. Fluoreszenzmikroskopie (Vergr. 63fach), Gruppe Keramik + Mark 6 Monate

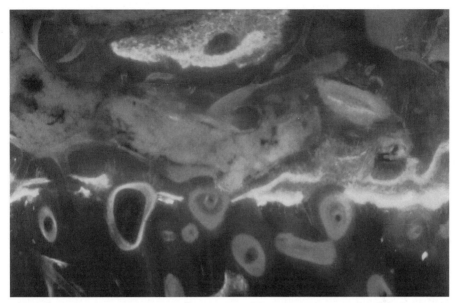

Abb. 60. Distaler Keramik-Kortikalis-Übergang. An der Osteotomie eine schmale Calceinbande. Moderater Umbau der verbliebenen Kortikalis (*unten*). Überwiegend mit Anreicherung von Alizarin (16. Woche) und Xylenol (24. Woche). In der Keramik überwiegend Tetracyclinfärbung (8. Woche). Fluoreszenzmikroskopie (Vergr. 63fach), Gruppe Keramik + Mark 6 Monate

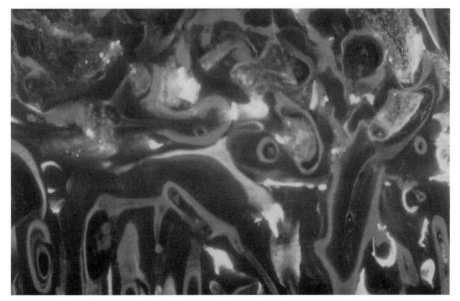

Abb. 61. Gleiches Präparat wie in Abb. 60. Proximaler Keramik-Kortikalis-Übergang. Calceinfärbung nicht nur an der Osteotomie, sondern auch im verbliebenen Knochen (*unten*) und in der Keramik. Aktiver Umbau der verbliebenen Kortikalis mit Anreicherung von allen anderen Farbstoffen. Fluoreszenzmikroskopie (Vergr. 63fach), Gruppe Keramik + Mark 6 Monate

auch im Zentrum der Keramik. Es muß allerdings berücksichtigt werden, daß dieser Farbstoff erst nach 4 Wochen gegeben wurde, so daß hier sicherlich in den Gruppen mit 6 Monaten Beobachtungszeit die Knochenneubildung schon weiter fortgeschritten war (Abb. 59). Es fällt auf, daß zu diesem frühen Zeitpunkt offensichtlich noch keine lamelläre Knochenneubildung stattgefunden hat. Vielmehr ist der Calceinfarbstoff fleckförmig angeordnet im Gegensatz zu den später gegebenen Farbstoffen, welche bandenartig niedergelegt sind.

Bereits in der Calceinfärbung ist deutlich zu erkennen, daß der Knochenumbau an der proximalen Osteotomie wesentlich lebhafter verläuft als distal. Dieses manifestiert sich auch durch eine deutlich größere Farbstoffaufnahme proximal im Vergleich zu distal bei demselben Präparat (Abb. 60 und 61).

3.7.2
Tetracyclin

Dieser Farbstoff wurde in den Gruppen mit 3 Monaten Beobachtungszeit nach 4 Wochen und in den Gruppen mit 6 Monaten Beobachtungszeit nach 8 Wochen gegeben. In den Keramikgruppen mit 3monatiger Beobachtungszeit fanden sich Tetracyclinbanden besonders in dem dem Plattenlager gegenüberliegenden Dreieck zwischen der dort überstehenden Keramik und der verbliebenen Kortikalis. Diese Beobachtung korreliert sehr gut mit der auch im Röntgenbild zu diesem Zeitpunkt erstmals beobachteten Knochenneubildung in diesem Bereich.

Weiterhin fanden sich gelbe Farbstoffmarkierungen in den Randzonen der Keramiken, besonders endostal und in der Nähe der kortikalen Resektionsflächen. Wesentliche Unterschiede zwischen den Keramikgruppen konnten zu diesem frühen Zeitpunkt nicht nachgewiesen werden.

Die Spongiosagruppe mit 3monatiger Beobachtungszeit wies eine periostale Knochenneubildung auf. In den plattenfernen Abschnitten der Spongiosaplastik fand man bis in eine Tiefe von 4 mm eine deutlich vermehrte multifokale Tetracyclinmarkierung.

Zusätzlich konnte man nach 4 Wochen eine Knochenneubildung ausgehend von den kortikalen Resektionsgrenzen sowie dem Endost nachweisen. Diese drang etwa 2–4 mm in die Spongiosaplastik vor. Im Zentrum des mit Spongiosa aufgefüllten Defektes fand man deutlich sichtbare, nicht scharf abgegrenzte Farbstoffmarkierungen im Sinne einer diffusen, nicht geordneten Knochenneubildung (Geflechtknochen).

Die Defektgruppe mit 3monatiger Beobachtungszeit wies zu diesem Zeitpunkt erstmals eine Knochenneubildung auf. Diese verlief in Fronten, ausgehend vom endostalen Knochen (Abb. 62).

In der Gruppe *Keramik + Mark 6 Monate* fanden sich zu diesem Zeitpunkt im Vergleich zu den Dreimonatsgruppen schon deutlich strukturiertere Banden, was durch die spätere Farbstoffgabe erklärlich ist. Die Banden mit Tetracyclinfärbung lagen insgesamt eher in der Peripherie auch bei den Keramiken mit 6 Monaten Beobachtungszeit.

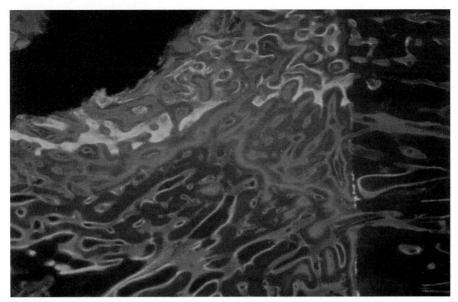

Abb. 62. Appositionelle Knochenneubildung ausgehend von der ursprünglichen Kortikalis (*rechts*). Der endostale Abschnitt der Kortikalis liegt *oben*. Fluoreszenzmikroskopie (Vergr. 63fach), Gruppe Defekt 3 Monate

3.7.3
Alizarin und Xylenol

Die Farbstoffmarkierungen des Xylenolorange und des Alizarinrot waren in allen Gruppen am weitesten in die Keramiken vorgedrungen. Bei den Keramiken, welche in der Kontaktmikroradiographie und konventionellen Mikroskopie bereits Knochenneubildung bis in das Innere gezeigt hatten, fanden sich auch hier Farbstoffmarkierungen bis in das Zentrum der Keramik.

Es war allerdings nicht möglich, in der Übersichtsfluoreszenzmikroskopie (Vergrößerung 25fach) ein weiteres Vordringen des Xylenolfarbstoffes (gegeben in der 12. Woche) als das des Alizarinfarbstoffes nachzuweisen. In stärkerer Vergrößerung konnte man im Zentrum der Keramik die zeitliche Abfolge der Farbstoffgabe gut nachvollziehen. Hier fand sich das Xylenol am weitesten zentral bzw. im äußeren Bereich der Knochenneubildung.

Bei den Präparaten, welche eine Pseudarthrose aufwiesen, war die Farbstoffmarkierung in den Keramiken insgesamt deutlich geringer ausgeprägt.

Zusammengefaßt hatte man wie bereits in der Kontaktmikroradiographie den Eindruck, daß die Knochenneubildung in den augmentierten Keramikgruppen deutlich stärker ausgeprägt war als in der Gruppe Keramik allein. Dieses manifestierte sich einerseits durch eine intensivere Farbstoffanreicherung sowie durch ein allgemein tieferes Eindringen der Farbmarkierung in die Keramik (Abb. 63).

Die nachweisbaren Farbstoffbanden zeigten die typische zwiebelschalenförmige Anordnung, wie sie bei appositionellem (lamellärem) Knochenwachstum entsteht.

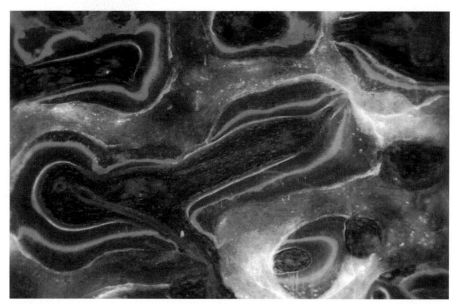

Abb. 63. Appositionelle Knochenneubildung nach 4, 8 und 12 Wochen, jeweils repräsentiert durch eine Bande. Fluoreszenzmikroskopie (Vergr. 63fach), Gruppe Keramik + FGF 3 Monate

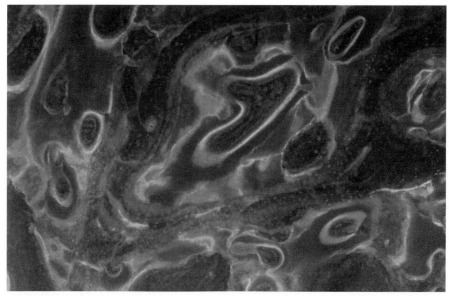

Abb. 64. Farbstoffmarkierung im Zentrum der Keramik. Fluoreszenzmikroskopie (Vergr. 63fach), Gruppe Keramik + Mark 6 Monate

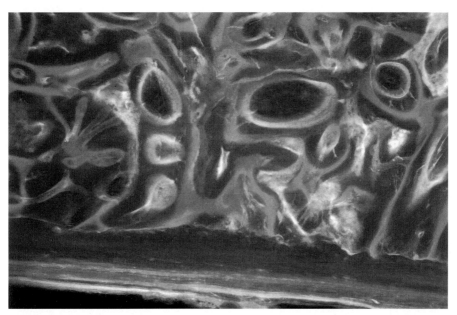

Abb. 65. Frühe Knochenneubildung im Bereich des Periostschlauches. Innerhalb der Spongiosaplastik Nachweis aller Farbmarkierungen als Ausdruck lebhafter Knochenneubildung zum Zeitpunkt der intravitalen Farbstoffgabe. Fluoreszenzmikroskopie (Vergr. 63fach), Gruppe Spongiosa 3 Monate

Diese Beobachtungen zeigen, daß auch nach 6 Monaten die Knochenneubildung in der Keramik fortschreitet (Abb. 64).

In der Spongiosagruppe konnten Xylenol und Alizarin sowohl in den zentralen als auch vermehrt in den plattenfernen Randabschnitten der Spongiosaplastik nachgewiesen werden. Dies ist mit dem röntgenologisch nachweisbaren Phänomen der „Kortikalisierung" vereinbar und weist auf die hier stattfindenden sekundären Knochenumbauvorgänge hin (Abb. 65).

In der Defektgruppe fanden sich die Banden der vorgenannten Farbstoffe nur wenig ausgeprägt in den am weitesten in den Defekt hereingewachsenen Abschnitten der periostalen und endostalen Knochenneubildungen.

3.8
Histologie

3.8.1
Keramikgruppen

Qualitative Unterschiede in den histologischen Ergebnissen ergaben sich für die Keramikgruppen nicht. Dieses gilt insbesondere für eine Gewebereaktion auf die transplantierte Keramik oder den Wachstumsfaktor. Lediglich wurde, wie bereits in den Übersichtspräparaten dargestellt, ein deutlich vermehrtes Knochenwachstum in den augmentierten Keramiken mit 3monatiger und insbesondere auch in der Gruppe

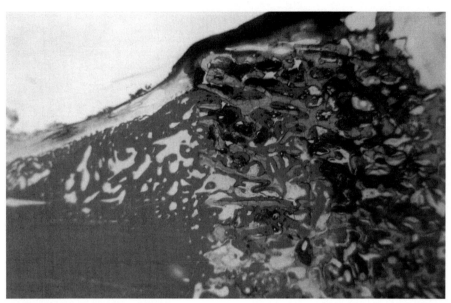

Abb. 66. Plattenferne Kortikalis-Keramik-Grenze mit typischer Knochenneubildung im kortikokera-mischen Winkel und spärlichem Einwachsen von Knochen in die Keramik. Stereomikroskopische Auf-nahme (Vergr. 8fach), Alizarinfärbung, Gruppe Keramik 3 Monate

mit 6monatiger Beobachtungszeit festgestellt. Die histologischen Ergebnisse werden daher für alle Keramikgruppen gemeinsam dargestellt und die entsprechenden Aussagen mit beispielhaften Präparaten aus den Einzelgruppen belegt.

Die Knochenneubildung schien am weitesten fortgeschritten in den Arealen, welche den kortikalen Resektionsflächen am nächsten waren. Ausgehend von dieser Resektionsfläche wuchs der Knochen an die Keramik heran und in sie hinein (Abb. 66 und 67). In diesen Bereichen sowie auch innerhalb der Keramik bestand zwischen Knochen und Keramik ein inniger Kontakt. Zwischen der Keramik und dem neu gebildeten Knochen war an keiner Stelle ein interponiertes Bindegewebe darstellbar (Abb. 68). Dieses gilt auch für solche Areale, in denen die Keramik fragmentiert war.

In den Arealen mit intrakeramischer Knochenneubildung fanden sich überall noch Osteoidsäume. Die Knochenneubildung war folglich noch nicht abgeschlossen. Der neugebildete Knochen kleidete die Poren in der Keramik teilweise bis auf einen Gefäßkanal aus. Vereinzelt fanden sich in der Bindegewebematrix der Gefäßkanäle kleine HA-Partikel (Abb. 69). Der Ursprung dieser Partikel war nicht unmittelbar ersichtlich. Es fanden sich nur ganz vereinzelt an der Oberfläche der Keramik Zeichen eines aktiven Keramikabbaus mit osteoklastären Riesenzellen und darin befindlichen Keramikpartikeln. Diese Abschnitte waren aber nicht in der Nachbarschaft der zuvor beschriebenen Keramikeinschlüsse in den Gefäßkanälen. Aus dem histologischen Bild scheint es eher wahrscheinlich, daß der überwiegende Teil dieser Partikel bei Mikrofrakturen in der Keramik entstanden ist, bevor die Knochenneubildung die entsprechenden Keramikareale auskleidete.

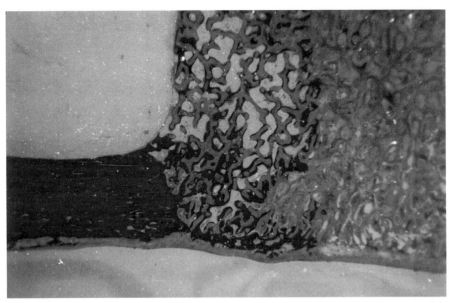

Abb. 67. Plattennahe kortikokeramische Grenze mit spärlicher, nur kurzstreckig in die Keramik eindringender Knochenneubildung. Stereomikroskopische Aufnahme (Vergr. 8fach), Masson-Goldner-Färbung, Gruppe Keramik 3 Monate

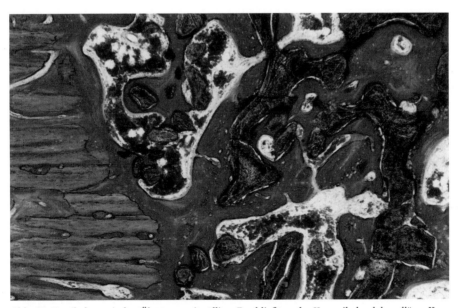

Abb. 68. Kortikokeramischer Übergang mit völliger Erschließung der Keramik durch lamellären Knochen. Inniger osteokeramischer Verbund ohne Bindegewebeinterposition. Keramikfragmente finden sich in den Lakunen des neugebildeten Knochens. Lichtmikroskopie (Vergr. 25fach), Masson-Goldner-Färbung. Gruppe Keramik + FGF 3 Monate

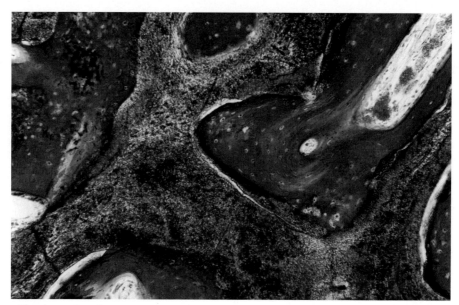

Abb. 69. Von lamellärem Knochen erschlossene Keramikporen. Keramikpartikel im Bindegewebestroma eingeschlossen (*oben rechts*). Lichtmikroskopie (Vergr. 250fach), Masson-Goldner-Färbung, Gruppe Keramik + FGF 3 Monate

In den Bereichen, in denen nur ein schmaler Saum mit Knochenneubildung zu finden war, fanden sich die breitesten Osteoidsäume mit den typischen perlschnurartig aufgereihten Osteoblasten (Abb. 70). Diese Beobachtung konnte auch in der Gruppe mit 6 Monaten Nachuntersuchungszeit gemacht werden (Abb. 71).

Die Areale ohne Knochenneubildung waren mit einem wirbeligen und ungeordneten, meist lockeren und zellreichen Bindegewebe ausgefüllt (Abb. 72).

In der Lichtmikroskopie erschienen die Randzonen der mit Knochen bedeckten Keramikareale teilweise deutlich dünner und damit lichttransparenter und unschärfer als andere Regionen (Abb. 73). Des weiteren fand sich in der Grenzzone zwischen neugebildetem Knochen und der Keramik eine feindisperse Auflösung der Keramik (Abb. 74). Ob es sich hier um ein Artefakt aufgrund der dreidimensionalen Struktur der Porenwände in der Keramik handelt oder um einen echten Keramikabbau in diesen Grenzschichten, läßt sich nicht eindeutig klären. Bei fehlendem zellulären Besatz in diesen Bereichen käme allenfalls ein enzymatischer Abbau der Keramik in Betracht. Auch bei den Keramikgruppen fand sich eine Knochenneubildung, ausgehend vom Endost und der Markhöhle. Hier fand sich ebenfalls wenig Aktivität in Richtung Keramik.

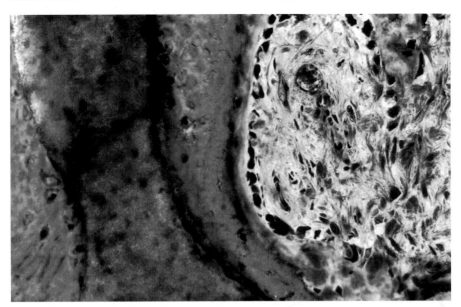

Abb. 70. Gleiches Präparat wie in Abb. 71, beginnende Osteoidbildung. Von *links:* Keramik, neu gebildeter Knochen, Osteoid, Osteoblastenbesatz. Lichtmikroskopie (Vergr. 400fach), Alizarin-Rot-Färbung, Gruppe Keramik + FGF 3 Monate

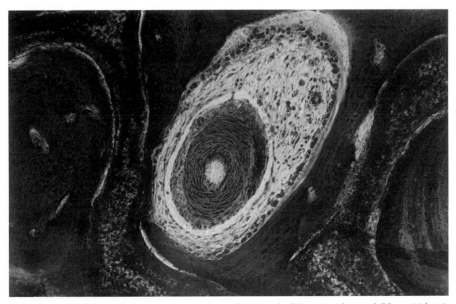

Abb. 71. Gefäßkanal aus dem Zentrum einer Keramik mit noch aktiver Knochenneubildung. Lichtmikroskopie (Vergr. 250fach), Masson-Goldner-Färbung. Gruppe Keramik + Mark 6 Monate

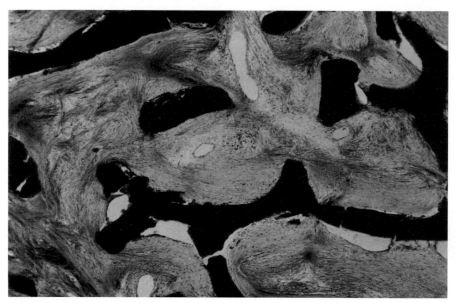

Abb. 72. Von der Knochenbildung noch nicht erreichte Keramikporen mit wirbelig angeordnetem, zellreichem Bindegewebe im Zentrum der Keramik. Lichtmikroskopie (Vergr. 25fach), Masson-Goldner-Färbung, Gruppe Keramik 3 Monate

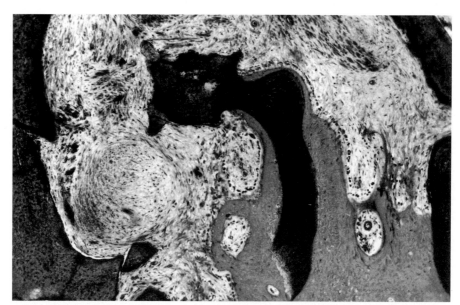

Abb. 73. Von neuem Knochen umgebenes Keramikbälkchen. Im Bereich des appositionellen Knochenwachstums wirbelig angeordnetes Bindegewebe. Osteoidsäume mit dichtem Osteoblastenbesatz. Lichtmikroskopie (Vergr. 40fach), Alizarin-Rot-Färbung, Gruppe Keramik + FGF 3 Monate

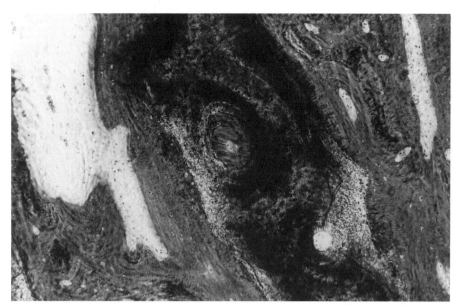

Abb. 74. Knochenneubildung im Zentrum der Keramik. Der Randbereich der Keramik erscheint transparenter als das Zentrum. Am ehesten ist dies als Effekt der Dreidimensionalität der Keramik zu sehen und weniger auf eine Resorption der Keramik zurückzuführen. Selbst in der kleinen Pore der Keramik findet sich neugebildeter Knochen. Lichtmikroskopie (Vergr. 250fach), Toluidinblaufärbung, Gruppe Keramik + Mark + FGF 3 Monate

3.8.2
Autologe Spongiosaplastik

In den mit autologer Spongiosa aufgefüllten Defekten fand sich wie erwartet eine gut gerichtete lamelläre Knochenneubildung, welche weder nach 3 Monaten noch nach 6 Monaten vollständig abgeschlossen schien. Es fanden sich überall noch breite Osteoidsäume. In der Zone zwischen den beiden plattenfernen Kortikalisenden war bei einigen Präparaten eine besonders intensive Knochenneubildung mit gut gerichtetem lamellärem Knochen zu finden. Dieser Knochen wies Strukturen wie poröse Kortikalis auf („Kortikalisierung"). Überreste der verpflanzten Spongiosa fanden sich nicht, insbesondere keine nekrotischen Knochenbälkchen. Auch der verbliebene Knochen wies die Zeichen eines ausgedehnten Umbaus auf. Insbesondere plattenfern war ein aktives Remodelling zu erkennen, welches mit vermehrtem Knochenan- und -abbau vergesellschaftet war (Abb. 75 und 76).

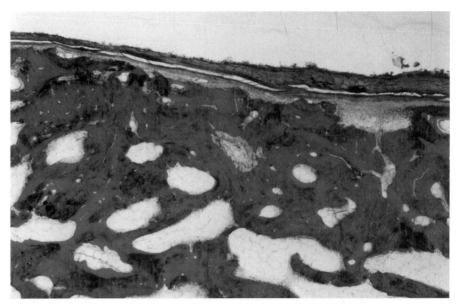

Abb. 75. Spongiosaplastik mit anhängendem Periost und Osteoidsäumen aus dem Bereich der Kortikalisierung. Lichtmikroskopie (Vergr. 25fach), Alizarin-Rot-Färbung, Gruppe Spongiosa 3 Monate

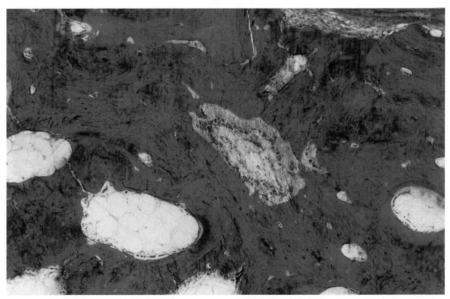

Abb. 76. Ausschnitt aus Abb. 75, noch deutliche Umbauvorgänge, repräsentiert durch Osteoblastensaum im Bereich der Spongiosaplastik. Lichtmikroskopie (Vergr. 63fach), Alizarin-Rot-Färbung, Gruppe Spongiosa 3 Monate

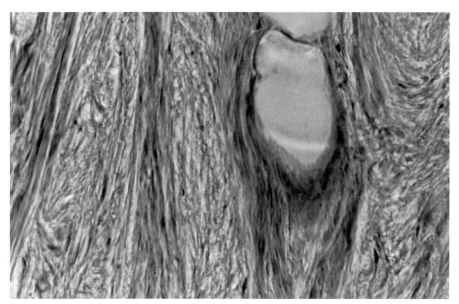

Abb. 77. Faserreiches, reifes Bindegewebe ohne zellulären Besatz. Lichtmikroskopie (Vergr. 400fach), Masson-Goldner-Färbung, Gruppe Defekt 3 Monate

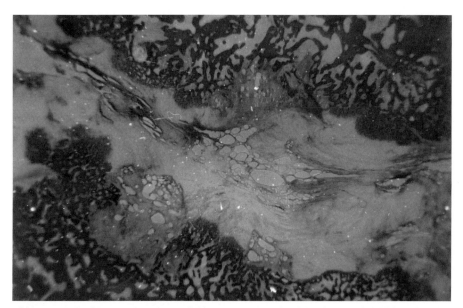

Abb. 78. Pseudarthrose mit Knochenneubildung von proximal und distal. Weitgehend fehlende Osteoidbildung zum Defekt hin. Lichtmikroskopie (Vergr. 250fach), Masson-Goldner-Färbung, Gruppe Defekt 3 Monate

3.8.3
Leerdefekt

In der konventionellen Mikroskopie stellte sich in der Defektgruppe eine lamelläre Knochenneubildung, ausgehend von den kortikalen Resektionsflächen, dar. Die Knochenneubildung in dem den Defekt ausfüllenden Knochen war noch nicht abgeschlossen. Es zeigten sich hier überall Osteoidsäume mit perlschnurartig aufgereihten Osteoblasten. Bei den Präparaten mit einer fehlenden knöchernen Defektüberbrückung fand sich zentral ein mäßig zellarmes, aber faserreiches Bindegewebe, welches eher wolkig und wirbelig angeordnet war (Abb. 77). An der Grenzfläche zwischen diesem Bindegewebe und dem neugebildeten Knochen fand sich auf diesem nur vereinzelt Osteoid, und der Osteoblastenbesatz war äußerst spärlich (Abb. 78). Ein Fortschreiten der Knochenneubildung mit dann später vollständiger knöcherner Überbrückung des Defektes erscheint damit unwahrscheinlich.

Im Bereich des Endostes und der Markhöhle an der Osteotomie fand sich eine trabekuläre Knochenneubildung, welche den verbliebenen Markraum gegen den Defekt abdeckte. Diese Knochenneubildung zeigte weniger Aktivität in Richtung Defekt als die kortikalen Resektionsflächen.

4 Diskussion

Die hier vorgelegte Arbeit beschäftigt sich mit der Einheilung einer augmentierten HA-Keramik in einen Tibiasegmentdefekt beim Schaf. Als Kontrollen dienten einerseits ein Leerdefekt und andererseits eine Spongiosaplastik. Wie im Methodenteil beschrieben, wurden klinische, radiologische, biomechanische und morphologische Parameter ausgewertet. In nachfolgender Diskussion sollen das Versuchsmodell und die erzielten Ergebnisse kritisch gewürdigt werden.

4.1
Methode

Für die Wahl des Versuchstieres waren mehrere Gründe ausschlaggebend: Die Dimensionen und mechanischen Eigenschaften des Schafsknochens kommen denen des menschlichen Knochens sehr nahe. Auch wenn der Knochenstoffwechsel beim Schaf insgesamt schneller abläuft als beim Menschen [96], hat sich in der Vergangenheit gezeigt, daß die Ergebnisse aus Schafsversuchen in der Knochenbruchheilung Rückschlüsse auf die menschliche Situation erlauben. Beim Schaf stehen die Haltungs- und Beschaffungskosten in einem günstigen Verhältnis zu der zu erwartenden Aussagekraft der Ergebnisse [56].

In der Literatur ist eine Vielzahl von Modellen zur Erforschung von Knochenersatzmitteln beschrieben. In dem hier gewählten Modell wurde an der Schafstibia ein 2 cm langer Defekt erzeugt, der in seiner Länge annähernd dem 1,5fachen des Knochendurchmessers und etwa 10 % der Knochenlänge entspricht. Der Defekt ist damit so groß, daß die Knochenheilung, soweit sie nur den physiologischen Mechanismen unterliegt, normalerweise in eine Pseudarthrose mündet [92]. Die Schafstibia ist ein unpaariger Knochen und wird somit voll belastet. Es ist die Auffassung des Autors dieser Arbeit, daß diese Tatsache einen Vorteil darstellt gegenüber einem Defekt in einem paarigen Knochen, wie beispielsweise der Hundeulna [34].

Der entscheidende Vorteil dieses Modells besteht in der biomechanischen Überprüfbarkeit der knöchernen Integration des jeweiligen, den Defekt auffüllenden Ersatzstoffes. Im Gegensatz zu einem Bohrlochmodell, das von vielen Untersuchern favorisiert wird, hat dieses Modell den Vorteil, daß das Fehlen einer knöchernen Integration zu einem mechanischen Versagen führt (Pseudarthrose). In diesem Modell werden nicht nur Quantität und Qualität der im Beobachtungszeitraum erfolgten Knochenneubildung erfaßt, sondern es wird gleichzeitig die mechanische Wirksamkeit der Knochenneubildung überprüft. Entsprechend dem Wolffschen Gesetz [116] ist neben der Knochenneubildung an sich die Struktur und Ausrichtung des neu gebildeten Knochens, nach seiner biomechanischen Beanspruchung bzw. deren Fortleitung, von entscheidender Bedeutung. Die biologische Stimulation zur bedarfsangepaßten Knochenneubildung ist die mechanische Belastung. Die biologische Wirksamkeit der bedarfsorientierten Osteogenese kann letztlich nur mit einer mechanischen Prüfung beurteilt werden.

Ein experimentell erzeugter Bohrlochdefekt im spongiösen Knochen ist gekennzeichnet durch eine exakte Einpassung, eine relative Ruhe des Implantatlagers sowie durch eine fehlende mechanische Belastung. Obengenannte Voraussetzungen sind in der klinischen Situation nicht realisierbar und wurden in dem hier vorgestellten Modell deshalb auch nicht angestrebt.

Zur Beurteilung des zeitlichen Ablaufs der intrakeramischen Knochenneubildung wären zusätzlich zu den hier gewählten Beobachtungszeiträumen Untersuchungen zu weiteren Zeitpunkten wünschenswert. Bei dem erheblichen Aufwand für das gewählte Modell konnten solche Untersuchungen nicht durchgeführt werden. Die in der Fluoreszenzmikroskopie gewonnenen Erkenntnisse geben allerdings ausreichende Hinweise über den zeitlichen Ablauf und die Verteilung der Knochenneubildung im Beobachtungszeitraum. Ein Vorteil der hier gewählten Versuchsanordnung ist die gleichzeitige Nutzung der Präparate für die biomechanische Prüfung und die histologische Auswertung.

Die durch die biomechanische Prüfung verursachten Gewebeveränderungen ließen eine uneingeschränkte Beurteilung der histologischen Präparate zu. Somit müssen keine zusätzlichen Tiere zur Gewinnung von histologischen Präparaten operiert werden. Außerdem erlaubt die gleichzeitige biomechanische und morphologische Untersuchung derselben Präparate eine Korrelation dieser Beobachtungen untereinander. Wie sich an den hier vorgestellten Ergebnissen ablesen läßt, kann man aus der besseren knöchernen Erschließung der Keramik in Kombination mit FGF nicht unbedingt auf die mechanischen Eigenschaften schließen.

Die gewählte Torsionsprüfung muß als destruktiv gelten, da sie bis zum mechanischen Versagen durchgeführt wurde. Sie erlaubte damit aber auch eine Aussage über die Steifigkeit und Festigkeit des geprüften Gewebes, welche nicht immer miteinander korrelieren. Dieses ist ein Vorteil gegenüber einer nicht destruktiven Testanordnung, welche nur eine isolierte Bestimmung der Gewebesteifigkeit erlaubt. Eine Torsionsprüfung hat gegenüber einem Biegeversuch weiterhin den Vorteil, daß das Ergebnis unabhängig von der Einspannrichtung des Präparates ist. Somit kann der Einfluß der unterschiedlichen räumlichen Verteilung der Knochenneubildung ausgeschlossen werden. Mit der Torsionsprüfung wird gewissermaßen das Integral der biomechanisch wirksamen Knochenneubildung unabhängig von seiner räumlichen Ausdehnung bestimmt. Außerdem liegen für den hier angewandten Torsionsversuch zahlreiche vergleichbare Ergebnisse aus dem Studium der Frakturheilung vor [13]. Die Ergebnisse sind nach dem Vorschlag von White et al. klassifizierbar und damit auch dem jeweiligen Heilungsstadium des Defektes zuzuordnen [114].

Die Analyse der biomechanischen Ergebnisse wurde durch die in einzelnen Versuchsgruppen unterschiedlich häufig aufgetretenen, bindegewebigen Heilungen erschwert. Prinzipiell kann dieses Problem auf 3 Wegen gelöst werden:

1. Die Präparate mit Pseudarthrose werden nicht biomechanisch untersucht und der „Wert" für die Ergebnisanalyse auf 1 gesetzt.
2. Die Präparate mit Pseudarthrose werden ganz aus der Ergebnisanalyse eliminiert.
3. Die Ergebnisse der biomechanischen Prüfung aller Proben gehen in die Analyse ein.

Die hier vorgestellten Ergebnisse zeigen, daß trotz bindegewebiger Heilung ein maximales Drehmoment von ca. 10 % der intakten Gegenseite von den Präparaten aufgenommen wird. Somit werden die Ergebnisse nicht korrekt wiedergegeben, wenn man die Resultate für diese Präparate auf 1 setzt. Eine Elimination der Ergebnisse der Präparate mit Pseudarthrosen führt ebenfalls zu einer Verfälschung der Resultate, da die objektiv schlechteren Ergebnisse in einer Versuchsgruppe mit mehreren Pseudarthrosen auf diese Weise „geschönt" werden. Außerdem ist bei der dann verbleibenden kleinen Anzahl an Präparaten in einzelnen Versuchsgruppen eine statistische Analyse nicht mehr möglich. In dieser Arbeit werden daher die biomechanischen Meßwerte aller Präparate gemeinsam ausgewertet. Es ist die Auffassung des Autors dieser Arbeit, daß mit der Präsentation der Ergebnisse in der hier durchgeführten Art und Weise das tatsächliche Resultat objektiv wiedergegeben wird.

In dem hier angewendeten Versuchsmodell wurde die operierte Tibia trotz der Achillotenotomie spätestens nach 8 Wochen voll belastet. Diese Tatsache stellt besonders hohe Anforderungen an das Einwachsverhalten eines Knochenersatzstoffes, da bei einem kooperativen Patienten eine genau dosierte, dem Heilungsfortschritt angepaßte Belastungssteigerung möglich ist.

Um das Versuchsmodell möglichst nahe an der z. Z. üblichen klinischen Praxis zu orientieren, war zunächst eine Marknagelosteosynthese mit einem durchbohrten Keramikkörper zur Ausfüllung des Defektes geplant. Vorversuche hatten jedoch ergeben, daß die mechanischen Eigenschaften der Keramik den auftretenden Kräften bei der Implantation nicht standhalten konnten.

Die Anzahl der in diesem Versuch beobachteten Komplikationen bewegt sich in dem in der Literatur beschriebenen Rahmen. Erwähnenswert sind jedoch die 7 Tibiafrakturen. Bei einer Plattenosteosynthese der Schafstibia muß mit einem Ausbrechen der Platte aus dem proximalen Fragment in etwa 10 % aller Fälle gerechnet werden. So berichteten Klaue et al. in einer kürzlich erschienenen Arbeit über 5 solcher Komplikationen bei 41 operierten Schafen [49].

Ein Kriterium für die Aussagekraft eines Versuchsmodells ist die Qualität der ermittelten Daten, da eine geringe Streubreite der Meßwerte entscheidenden Einfluß auf die statistische Auswertbarkeit hat. Es fanden sich bei den biomechanischen Messungen für die Gruppen, in denen keine Pseudarthrosen vorlagen, Standardabweichungen von etwa 20 % des Mittelwertes, was bei einem derart komplexen biologischen Modell als gut gelten kann. So ergaben sich in den entscheidenden Parametern zwischen den Versuchsgruppen statistisch signifikante Unterschiede.

Zusammenfassend bleibt festzustellen, daß das hier gewählte Modell geeignet scheint, die in der Problemstellung gestellten Fragen zu beantworten. Es empfiehlt sich somit für derartige Fragestellungen.

4.2
Ergebnisse

4.2.1
Gruppen mit 3 Monaten Beobachtungszeit

Die Diskussion der Ergebnisse in den Gruppen mit 3 Monaten Beobachtungszeit kon-
zentriert sich zunächst auf die beiden Kontrollgruppen und die Ergebnisse der Gruppen *Keramik* und *Keramik + FGF*. Diese 4 Versuchsgruppen bildeten die erste Ver-
sucheinheit der hier vorgestellten Untersuchung. Nachdem die Ergebnisse dieser
Gruppen vorlagen, wurden aufgrund der weiter unten dargestellten Beobachtungen
und Überlegungen die beiden Versuchsgruppen mit *Keramik + Mark* und *Keramik +
Mark + FGF* untersucht.

Erwartungsgemäß kam es in der Gruppe, in der der Defekt der physiologischen
Regenerationskraft des Knochens überlassen wurde, nach Ablauf der Beobachtungszeit in 5 von 6 Fällen zur Ausbildung einer Pseudarthrose. Schon vor der Entfernung
des Osteosynthesematerials war eine deutlich sichtbare Beweglichkeit im Defektbereich zu beobachten. Die gleiche Beobachtung konnte auch bei den bindegewebigen
Heilungen in den anderen Gruppen gemacht werden. Die histologischen wie auch die
röntgenologischen Ergebnisse lassen den Schluß zu, daß es auch bei Verlängerung
der Beobachtungszeit zu keiner knöchernen Konsolidierung des Defektes gekommen
wäre. Die fluoreszenzmikroskopischen Untersuchungen konnten in den appositionellen Bereichen der Knochenneubildung im Defekt nur geringe Farbstoffeinlage-
rungen zum Zeitpunkt 8 Wochen bzw. 12 Wochen post operationem nachweisen. Ein
schnelles, zentripedales Knochenwachstum ist demnach nicht wahrscheinlich.

Als weiterer Hinweis auf die nicht mehr zu erwartende, knöcherne Konsolidierung
wird die bereits röntgenologisch sichtbare Lockerung des Osteosynthesematerials
am Versuchsende gewertet. Diese hätte wahrscheinlich innerhalb weniger Wochen in
der Mehrzahl der Fälle zu einer Dislokation im Defektbereich geführt. Das bei der
Torsionsprüfung gemessene niedrige Drehmoment sowie die geringe Steifigkeit dieser Präparate finden ihr Korrelat in der histologischen Beurteilung der Defektbereiche.

Es zeigt sich eine bindegewebige Auffüllung der nicht knöchern überbrückten
Defektbereiche mit faserreichem und zellarmem Gewebe. Dieses sehr reife Bindege-
webe behindert die Migration von pluripotenten, knochenbildenden Zellen durch die
Rarefizierung der Gefäßversorgung und die gleichzeitige Zunahme der Faserdichte.
Des weiteren zeigen die appositionellen Knochenbereiche einen eher spärlichen
Osteoblastenbesatz als Hinweis auf eine nur noch geringe Knochenneubildung. Die
fehlende knöcherne Heilung in der Defektgruppe zeigt, daß es trotz der höheren
Knochenneubildungsrate beim Schaf zum Versagen der Osteosynthese kommt.

Die guten Ergebnisse der in diesem Versuch als Kontrollgruppe geführten Tiere
mit autologer Spongiosaplastik unterstreichen die hohe biologische Wertigkeit dieser Methode auch in unserem Modell. Neben dem Phänomen der „Kortikalisierung"
und der hohen Dichte, die der des originären Knochens sehr nahe kommt, findet
dieses Ausdruck in den sehr guten biomechanischen Ergebnissen (nach 3 Monaten
Beobachtungszeit wurden bereits 48 % der Festigkeit der intakten Gegenseite
erreicht).

In dem gewählten Modell werden durch eine frühe, typischerweise in der 6. bis 8. Woche einsetzende Vollbelastung extreme Anforderungen an die Integrationsfähigkeit der Knochenersatzstoffe gestellt. Die Ergebnisse in der Spongiosagruppe zeigen, daß der ideale Ersatzstoff auch unter den hier vorgegebenen Bedingungen in der Lage ist, eine Stabilisierung der den Defekt überbrückenden Osteosynthese zu gewährleisten. Offensichtlich ist die Spongiosaplastik in der Lage, die nach 6 – 8 Wochen einsetzende, mechanische Belastung und die daraus resultierenden Mikrobewegungen aufzunehmen bzw. durch ihre Elastizität auszugleichen und mit einer bedarfsgerechten Vermehrung der Knochenneubildung zu beantworten [116].

Per definitionem darf nach 3 Monaten eine fehlende Defektheilung noch nicht als Pseudarthrose bezeichnet werden. Nach Würdigung der histologischen und radiologischen Ergebnisse muß aber in diesem Modell auch vor Ablauf von 4 Monaten von einer bindegewebigen Heilung (Pseudarthrose) ausgegangen werden. Wenn nun die Implantation eines Knochenersatzstoffes eine wesentliche biomechanische Verbesserung bzw. eine meßbar bessere Integration des Knochenersatzstoffes im Defekt bewirkt, darf der eingesetzte Knochenersatzstoff oder sein Composite als ursächlich für die beobachtete Knochenneubildung angesehen werden.

In den Gruppen mit 3 Monaten Beobachtungszeit fand sich eine bindegewebige Heilung bei 3 von 7 Tieren aus der Gruppe *Keramik*, bei 2 von 6 Tieren aus der Gruppe *Keramik + FGF*, bei einem von 8 Tieren aus der Gruppe *Keramik + Mark* und bei 2 von 7 Tieren aus der Gruppe *Keramik + Mark + FGF*. In den Präparaten, in denen es zu einer Pseudarthrose gekommen war, zeigte sich röntgenologisch eine deutlich verminderte und v. a. eine den Keramikkörper nicht vollständig überbrückende, perikeramische Kallusbildung. Für die initiale Stabilisierung des keramikgefüllten Defektes scheinen die Menge und Qualität der perikeramischen Knochenneubildung entscheidend zu sein. Die Tiere mit einer Pseudarthrose wiesen regelmäßig unterdurchschnittliche Mengen an äußerem Kallus auf, auch wenn die Ergebnisse wegen der kleinen Anzahl der Einzelbeobachtungen keine Signifikanz erreichten.

Ein weiteres Indiz für diese Beobachtung ist die Tatsache, daß die deutlich größere Knochenneubildung in den mit FGF und mit der Kombination von FGF und Knochenmark augmentierten Keramiken keinen Einfluß auf das biomechanische Ergebnis hatte. Dieses ist aber aus dem Verteilungsmuster der Knochenneubildung im Präparat einleuchtend zu erklären. Die Masse der Knochenneubildung geht von den Osteotomieflächen der Kortikalis aus, in etwas geringerem Maße setzt sich der endostale Kallus in der Keramik fort. Auch in den Fällen, in denen es zu einer ausgeprägten Knochenneubildung in der Keramik gekommen ist, zeigt sich, abgesehen von einer Ausnahme in der Gruppe *Keramik + FGF 3 Monate*, keine Vereinigung der zentripedal zum Keramikzentrum vorwachsenden Knochensäulen.

Somit kann auch eine deutlich ausgeprägte Knochenneubildung bei noch fehlender Vereinigung mit der Gegenseite wahrscheinlich nur wenig zur biomechanischen Festigkeit des Präparates beitragen.

Die gemessene biomechanische Festigkeit und Steifigkeit spiegelt somit in den Keramikgruppen im wesentlichen die Festigkeit des perikeramischen Kallusschlauches wider. Als die Tiere nach ca. 8 Wochen die operierte Extremität voll belasteten, lag noch keine durchgehende intrakeramische Knochenbildung vor. Wenn zu diesem Zeitpunkt der Defekt nicht durch eine gute perikeramische Knochenneubildung stabilisiert war, bildete sich eine Pseudarthrose aus. Diese Beobachtung wird auch gestützt durch die guten Heilungsergebnisse der Gruppe *Keramik + Mark*, welche die beste perikeramische Knochenbildung aufwies. An dieser Stelle erscheint es erwähnenswert, daß es auch bei früher Fragmentierung der interponierten Keramik in den Bereichen der Keramikpartikel zu einer vergleichbar guten Knochenneubildung gekommen ist. Der osteokonduktive Effekt bleibt auch bei weitestgehender Zerstörung der Integrität des Keramikkörpers erhalten. Dieses deckt sich mit den Erfahrungen, die andere Autoren mit HA-Granulat als Implantat gemacht haben [34].

Das Transplantatlager für die Keramiken ist auch bei belassenem Periostschlauch als gemischt anzusehen. Im Bereich der Osteotomie liegt bei nicht beeinträchtigter Durchblutung ein ersatzstarkes Lager vor. Allerdings gilt dieses in diesem Modell nur für die proximale Osteotomie ohne Einschränkungen. Die fluoreszenzmikroskopischen und kontaktmikroradiographischen Ergebnisse sprechen dafür, daß an der distalen Osteotomie eine vergleichsweise kompromittierte Durchblutungssituation vorgelegen haben muß. Intraoperativ kam es bei allen Tieren nach der proximalen Osteotomie zu einer starken Blutung aus einem isolierten Markhöhlenblutgefäß des proximalen Fragmentes. Diese Blutung wurde bei der distalen Osteotomie nicht beobachtet, so daß der Schluß naheliegt, daß die Hauptdurchblutung zum distalen Knochenfragment eingeschränkt war. Der Periostschlauch stellt wahrscheinlich auch ein ersatzschwaches Lager dar, da bei den erwachsenen Tieren davon auszugehen ist, daß sich im Periost der Versuchstiere keine osteochrondrogenetisch potenten Zellen mehr befinden. Diese Einschätzung wird gestützt durch die Ergebnisse von Untersuchungen über die osteogenetische Potenz des Periostes [55, 62] sowie durch die radiologischen Ergebnisse aus dem Beobachtungszeitraum, die den Verlauf der perikeramischen Kallusbildung verdeutlichen. Der später als periostaler Kallus imponierende Knochen bildet sich primär im Winkel zwischen Kortikalis, Periost und Keramik, somit im ersatzstarken Lager. Von dort scheint er wie „fließend" die Keramik zu überbrücken. An keiner Stelle und zu keiner Zeit ist primäre Knochenbildung zwischen Periost und Keramik nachweisbar.

Erzielt FGF in gesicherter Anwesenheit von osteogenetisch potenten Zellen eine deutliche Osteostimulation, so macht das Versagen der Substanz die Abwesenheit oder eine nicht ausreichende Anzahl an stimulierbaren Zellen wahrscheinlich. Schon 1988 konnten Takaoka et al. [101] nachweisen, daß im ersatzschwachen Lager nur komplexe Matrixextrakte in der Lage waren, eine Osteoinduktion hervorzurufen. Durch Reinigung zur Vermeidung von antigenetischen Reaktionen ging osteoinduktive Potenz verloren bis hin zum völligen Verlust der Osteoinduktivität bei Applikation eines isolierten, hochgereinigten Matrixfaktors.

Trotz der erheblich vermehrten Knochenneubildung in der FGF-Gruppe sowie der bekannt guten Osteokonduktion der Keramiken kommt es nicht in allen Fällen zur Ausbildung einer perikeramischen Knochenmanschette in der hierfür zur Verfügung stehenden Zeit. Nach Einsetzen der Vollbelastung (6. bis 8. Woche) tritt eine erhebliche Bewegungsunruhe im Transplantatlager mit konsekutiver bindegewebiger Heilung auf. In Abwesenheit von osteogenetisch potenten Zellen in der Periostmanschette kommt es offensichtlich zu keiner Knocheninduktion durch das FGF im ersatzschwachen Transplantatlager. Im ersatzstarken Lager dagegen findet eine deutliche Knochenstimulation statt, die sich in einer erheblich vermehrten Knochenneubildung in der Gruppe *Keramik + FGF* gegenüber der Gruppe *Keramik* manifestiert.

Ein Ansatz zur Verbesserung der schnellen Integrationsfähigkeit von Keramiken ist die Addition von osteogenetisch potenten Zellen aus dem Knochenmark. Die Kombination von Keramiken in vorliegender Form mit Markaspirat könnte ein erfolgversprechendes Composite darstellen. Auf diese Weise ließe sich das ersatzschwache Lager durch die gleichzeitige Bereitstellung von Matrixproteinen und induzierbaren Zellen in ein ersatzstarkes Lager umwandeln. Die in der Literatur beschriebenen guten Ergebnisse der Kombination von Mark, Markaspirat und Keramikgranulaten unterstützen diese Thesen nachhaltig [8, 34, 46, 81, 91, 102]. Sollte die so augmentierte Keramik in der Lage sein, den experimentellen Defekt früh zu stabilisieren, wären die Konditionen gegeben, um die spätere völlige Durchbauung der Keramik zu gewährleisten.

Diese Beobachtungen und Überlegungen führten zur Durchführung der Versuche mit den Gruppen *Keramik + Mark 3 Monate* und *Keramik + Mark + FGF 3 Monate*. Erwartungsgemäß ergaben sich für die Gruppe *Keramik + Mark* in allen gemessenen Parametern bessere Ergebnisse als in der Gruppe *Keramik* und auch deutlich bessere Heilungs- und biomechanische Ergebnisse als in der Gruppe *Keramik + FGF*. Überraschend war allerdings das vergleichsweise schlechte Abschneiden der Gruppe *Keramik + Mark + FGF*. Hier kam es nicht zu dem erwarteten additiven Effekt der Transplantation von Knochenstammzellen und einem potenten Wachstumsfaktor. Die biomechanischen Ergebnisse waren sogar signifikant schlechter als die Beobachtungen bei *Keramik + Mark*. Zum jetzigen Zeitpunkt kann über die Ursache dieses Ergebnisses nur spekuliert werden. Eine mögliche Erklärung ist eine inadäquate Dosis des Wachstumsfaktors [3]. In der Literatur finden sich auch Hinweise dafür, daß das FGF – trotz Stimulation des Größenwachstums eines Frakturkallus – die Expression von Typ-II-Kollagen mRNA supprimieren kann [42, 87]. Die Synthese und Präsenz von Typ-II-Kollagen korreliert mit der chondrogenen Aktivität [9]. Diese Beobachtung könnte erklären, warum sich in den FGF-beschickten Keramiken des hier beschriebenen Versuches die Mineralisierung des neu gebildeten Knochens verzögert hat.

Aus den Ergebnissen der Gruppen mit 3 Monaten Beobachtungszeit schien eine weitere knöcherne Integration der Keramiken in den Fällen wahrscheinlich, in denen schon eine Defektstabilisierung stattgefunden hat. Die Arbeiten von Roesgen [79] und Osborn [66] zum Vergleich zeigen eine fehlende Durchbauung der im idealen Lager implantierten Keramiken auch nach einer Beobachtungsdauer von 18 Monaten. Die in der vorliegenden Arbeit gefundenen, deutlich besseren Ergebnisse bestätigen die Vermutung Roesgens, daß ein zu geringes Porenvolumen sowie eine nicht ausreichende Interkonnektion der Poren in der von ihm implantierten, synthetischen HA-Keramik für das schlechte Einwachsen von Knochen verantwortlich sind.

Die vorliegenden Ergebnisse zeigen sowohl in der Mikroradiographie als auch in der Histologie ein Vordringen des aus dem ersatzstarken Lager wachsenden Knochens über mehrere Makroporen hinweg. Roesgen beschreibt für den Beobachtungszeitraum von 18 Monaten bei seinen Blockkeramiken das knöcherne Durchwachsen nur für randständige Porenlagen. Zentraler gelegene Poren wurden von den einwachsenden Osteonen nicht erreicht. Die histologischen Beurteilungen hinsichtlich der Integration, des Knochen-Keramik-Kontakts sowie des Fehlens von Fremdkörperreaktionen und Entzündungszeichen stehen nicht im Widerspruch zu den hier vorliegenden Ergebnissen.

Die in der sehr umfangreichen Arbeit von Rueger [83] gewonnenen Ergebnisse lassen sich wegen der Verschiedenartigkeit der Modelle, der Speziesunterschiede sowie der ungleichen Keramikzubereitungen und Composites schwer untereinander vergleichen. Der segmentale Defekt am langen Röhrenknochen des Mischlingshundes ist prinzipiell zwar zum Vergleich geeignet. Allerdings liegen nur Einzelfallergebnisse vor, so daß Wertungen und Vergleiche bei der großen Varianz der Ergebnisse, selbst bei ähnlicher Versuchsanordnung, nicht möglich sind.

Geichwohl muß an dieser Stelle der Aussage widersprochen werden, daß der im diaphysären Markraum entstehende, trabekuläre Wall als Abgrenzungsreaktion des Knochens gegenüber der Keramik zu werten ist. Vielmehr ist diese Abgrenzungsreaktion als physiologisch zu bewerten, da sie im hier benutzten Modell in unterschiedlicher Ausprägung bei allen Gruppen auftrat. Am ehesten stehen diese Veränderungen mit den im Defektbereich stattfindenden Mikrobewegungen im Zusammenhang.

4.2.2
Gruppen mit 6 Monaten Beobachtungszeit

Da nach 3 Monaten der Umbauprozeß weder in den Keramikgruppen noch in der Spongiosagruppe abgeschlossen schien, wurden nach Vorliegen der Ergebnisse der Tiere mit 3 Monaten Beobachtungszeit Versuchsgruppen mit 6 Monaten Beobachtungszeit gebildet. Da nur in der Gruppe *Keramik + Mark* eine verläßliche Überbrückung des Segmentdefektes innerhalb von 3 Monaten eingetreten war (nur eines von 8 Tieren entwickelte eine Pseudarthrose), wurde diese Gruppe für eine Beobachtungszeit von 6 Monaten ausgewählt. In den übrigen Versuchsgruppen mit Keramiken war die zu erwartende Ausfallquote durch Versagen der Osteosynthese bei der relativ hohen Pseudarthroserate zu groß. Als Kontrolle wurde die autologe Spongiosaplastik gewählt, damit die in der Keramikgruppe zu erwartenden Veränderungen im zeitlichen Verlauf mit dem Remodelling in der Kontrollgruppe in Korrelation gebracht werden konnte.

Die Ergebnisse der längeren Beobachtungszeit haben wesentlichen Aufschluß über die Dynamik des Knochenwachstums in der Keramik gegeben. Erfreulich war außerdem, daß keines der Tiere in der Gruppe *Keramik + Mark 6 Monate* eine Pseudarthrose entwickelte. Es fand sich in der biomechanischen Prüfung lediglich bei einem Tier ein Typ-I-Versagen in der Torsionsprüfung, was einer unbefriedigenden Heilung entspricht. Bei diesem Tier wurde auch die mit Abstand geringste Knochenneubildung in der Keramik beobachtet, während das Präparat mit der größten Torsionssteifigkeit auch die beste Knochenneubildung aufwies. Ein wesentlicher Unterschied zu den Tieren mit 3 Monaten Beobachtungszeit bestand in der Tatsache, daß nach 6 Monaten das Knochenwachstum in fast allen Präparaten von den Osteotomieflächen so weit vorgedrungen war, daß es zu einer Vereinigung im Zentrum kam. Die einzige Ausnahme von dieser Beobachtung bildete das bereits zuvor beschriebene Präparat mit dem Typ-I-Versagen in der biomechanischen Prüfung.

Trotz der signifikant besseren Knochenneubildung in der Gruppe *Keramik + Mark 6 Monate* im Vergleich zu der entsprechenden Gruppe mit 3 Monaten Beobachtungszeit (64 vs. 48 % der intrakeramischen Porosität) verbesserte sich die mechanische Festigkeit der Präparate nicht (45,9 vs. 46,2 % der intakten Gegenseite). Es kam aller-

dings mit längerer Beobachtungszeit zu einer deutlichen, wenn auch nicht signifikanten Zunahme der Torsionssteifigkeit (52,9 vs. 63,8 % der intakten Gegenseite).

Aus diesen Beobachtungen kann, entgegen den Vermutungen nach Vorliegen der
Dreimonatsergebnisse, geschlossen werden, daß zumindest bei längerer Beobachtungszeit die mechanischen Eigenschaften des mit Keramik gefüllten Defektes mit
der intrakeramischen Knochenneubildung korrelieren. Dieser Zusammenhang war,
wie im Ergebnisteil gezeigt, auch signifikant. Für diesen Schluß spricht außerdem,
daß die perikeramische Kallusfläche zum Ende der 6monatigen Beobachtungszeit
gegenüber der Röntgenkontrolle nach 16 Wochen um mehr als die Hälfte abgenom-
men hatte. Es liegt des weiteren die Vermutung nahe, daß eine geringere Kallusmenge
auch weniger zur mechanischen Festigkeit des jeweiligen Präparates beiträgt. Daraus
kann geschlossen werden, daß der nicht-resorbierbare Keramikkörper bei längerer
Beobachtungszeit ein bedarfsadaptiertes Remodelling zuläßt.

Betrachtet man die biomechanischen Meßergebnisse der beiden Versuchsgruppen
mit 6 Monaten Beobachtungszeit im Vergleich zu den entsprechenden Gruppen mit
3 Monaten Beobachtungszeit, so ergibt sich für die Spongiosagruppe eine deutliche,
wenn auch nicht signifikante Verbesserung des maximalen Drehmomentes bei längerer Beobachtungszeit (48,8 vs. 61,6 % der intakten Gegenseite), während sich das
maximale Drehmoment in den beiden Keramikgruppen nicht veränderte (46,2
vs. 45,9 % der intakten Gegenseite). Die Torsionssteifigkeit nahm in den Keramikgruppen um etwa 10 % zu, während sie in der Spongiosagruppe nur um 3,5 % anstieg.

Bemerkenswert erscheint in diesem Zusammenhang die Beobachtung der zahlreichen Mikrofrakturen in den Keramiken. Diese Frakturen lassen vermuten, daß der
Keramikkörper schon nach 3 Monaten – und erst recht nach 6 Monaten – keine
mechanischen Kräfte mehr aufnehmen kann. Die Stabilität des Defektes ist also allein
auf die intra- und perikeramische Knochenneubildung zurückzuführen. Idealerweise
sollte ein Knochenersatzstoff resorbierbar sein, nachdem er seine eigentliche Auf-
gabe, nämlich die Induktion von körpereigener Knochenbildung, erfüllt hat. Diese
Eigenschaft hat die HA-Keramik nicht. Da die Keramik aber nach allen hier beobachteten Parametern als inert gelten kann und sie offensichtlich ein Remodelling des
durch sie überbrückten Defektes nicht verhindert, sollte der Nachteil der mangeln-
den Resorbierbarkeit nicht so schwer wiegen.

Auch nach 6 Monaten fand sich in der Spongiosaplastik ein aktives Remodelling
und in den Keramiken eine aktive Knochenneubildung. Da bei den Tieren, welche jetzt
noch beobachtet werden, bisher nach der Entfernung des Osteosynthesematerials
keine Komplikationen aufgetreten sind, kann davon ausgegangen werden, daß diese
Umbauprozesse mit zunehmender Beobachtungsdauer zu einer weiteren Verbesserung der mechanischen Ergebnisse führen können. Es ist mit der erfolgreichen Metall-
entfernung nach 6 Monaten erstmals gezeigt worden, daß ein voll belasteter Knochen
nach Implantation einer Keramik in einen diaphysären Segmentdefekt den physiologischen Kräften ohne zusätzliche Schienung standhalten kann. Einschränkend muß
allerdings hinzugefügt werden, daß es sich hier um Einzelbeobachtungen handelt.

In dem nun folgenden Abschnitt der Diskussion sollen die klinisch und röntgenologisch bestimmte Ausheilung sowie die biomechanischen Ergebnisse der hier vorgestellten Untersuchungen mit dem Schrifttum verglichen werden. Es wurden dazu
Studien aus neuerer Zeit herangezogen, in welchen ein Knochenersatzstoff in einen
diaphysären Segmentdefekt bei einer höheren Tierspezies eingesetzt wurde.

Delloye et al. [20] benutzten einen 3 cm langen Segmentdefekt der Hundeulna, um die Einheilung von autologen und allogenen sowie demineralisierten allogenen Transplantaten zu vergleichen. Nach 6 Monaten Beobachtungszeit fanden sich signifikante Unterschiede in der Steifigkeit der besten Versuchsgruppe mit allogenem Transplantat im Vergleich zur Gruppe mit autologer Knochenverpflanzung (Torsionssteifigkeit 401 Nmm/° gegenüber 1540 Nmm/°).

Schwarz et al. [94] untersuchten die Einheilung von demineralisierten und nicht demineralisierten allogenen spongiösen Blöcken in einen 3 cm langen Segmentdefekt der Hundeulna. Nach 16 Wochen Beobachtungszeit waren alle Transplantate resorbiert und nur einer von 16 Defekten war verheilt. Eine biomechanische Prüfung wurde nicht durchgeführt. Die gleiche Autorengruppe [95] untersuchte gefrorene und dekalzifizierte allogene Transplantate sowie Knochenmatrixgelatine an einem 2,5 cm langen Segmentdefekt der Hundeulna. Auch in diesem Versuch konnte keiner der Knochenersatzstoffe auch nur annähernd die Ergebnisse der autologen Spongiosaplastik erreichen. Die Ergebnisse der Knochenersatzstoffe waren nicht besser als die der Kontrollgruppe mit Leerdefekt.

Schmidt et al. [90] untersuchten die Einheilung von allogener Knochenmatrix in einen 3 cm langen Segmentdefekt der Hundetibia. Nach 12 Wochen Beobachtungszeit konnte eine Überbrückung des Defektes mit dem Knochenersatzstoff nur bei einem von 7 Tieren beobachtet werden.

Gerhart et al. [29] untersuchten die osteoinduktive Wirkung von humanem BMP-2 an einem 2,5 cm langen Segmentdefekt der Schafstibia. Nach 12 Wochen Beobachtungszeit erreichte der mit autologer Spongiosaplastik versorgte Defekt eine Festigkeit von 111 % der intakten Gegenseite, während mit BMP eine Festigkeit von 91 % der intakten Gegenseite erreicht wurde. Bei 4 von 4 Tieren in der BMP-Gruppe kam es zu einer Ausheilung des Defektes.

Tiedemann et al. [103] studierten einen 6 mm langen Segmentdefekt der Hundetibia. Nach 5 Wochen postoperativ wurden in den Defekt autologes Knochenmark und allogene Knochenmatrix (DBM) sowie eine Kombination dieser Substanzen injiziert. Nach weiteren 8 Wochen ergaben sich für die Versuchsgruppe mit der Kombination von Mark und DBM Ergebnisse, welche denen der konventionellen autologen Spongiosaplastik vergleichbar waren (26 vs. 26 % der Steifigkeit der intakten Gegenseite). Bemerkenswert an dieser Studie ist allerdings, daß die unbehandelte Kontrollgruppe mit 40 % Steifigkeit der intakten Gegenseite die besten Ergebnisse erbrachte.

Grundel et al. [34] untersuchten einen 2,5 cm langen Segmentdefekt der Hundeulna. Der Defekt wurde mit poröser biphasischer HA-Tricalciumphosphat-Keramik als Block und als Granulat jeweils in Kombination mit autologem Knochenmark aufgefüllt. In einer Kontrollgruppe wurde autologes Knochenmark allein implantiert, während in einer weiteren Gruppe der Defekt unbehandelt blieb. Nach 24 Wochen erreichte die Gruppe mit Knochenmarktransplantation allein ein maximales Drehmoment von 81 % der intakten Gegenseite. 5 von 5 Defekten waren in dieser Gruppe verheilt. Die Gruppe mit der *Blockkeramik + Mark* erreichte 42 % der Torsionsfestigkeit der intakten Gegenseite und 3 von 6 Defekten waren überbrückt, während in der Gruppe mit *Granulat + Mark* 77 % des maximalen Drehmomentes der intakten Gegenseite erreicht wurden und 5 von 6 Defekten verheilt waren. In der Kontrollgruppe kam es zu keiner Heilung des Defektes (3 von 3 Tieren mit Pseudarthrose). In diesem Versuch wurde keine Kontrollgruppe mit autologer Spongiosaplastik untersucht.

Zusammenfassend kann festgestellt werden, daß die Ergebnisse mit demineralisierten und nicht-demineralisierten allogenen Transplantaten deutlich schlechter sind als die Ergebnisse der vorliegenden Untersuchung. Mit autologem Knochenmark und BMP können Ergebnisse erzielt werden, welche mit den Resultaten der hier präsentierten Untersuchung vergleichbar sind. Diese Studien sind allerdings – bedingt durch Limitierungen im Studiendesign – nur beschränkt aussagefähig. Die Untersuchung von Grundel et al. [34] ist mit der hier vorgestellten Studie am besten vergleichbar. Ein maximales Drehmoment von knapp 80 % der intakten Gegenseite nach 6 Monaten Beobachtungszeit kann für einen Knochenersatzstoff als sehr gutes Ergebnis gelten. Die Tatsache, daß diese Untersuchung keine Kontrollgruppe mit autologer Spongiosaplastik beinhaltet, macht die Interpretation der Ergebnisse etwas schwierig. Allerdings erreichte in diesem Versuch die autologe Knochenmarkverpflanzung allein mindestens ebenso gute Ergebnisse wie der beste Knochenersatzstoff.

Zu Beginn dieser Arbeit wurde das Anforderungsprofil an einen Knochenersatzstoff dargestellt. Nach den jetzt vorliegenden Ergebnissen kann zusammenfassend festgestellt werden, daß die hier untersuchte HA-Keramik, insbesondere in Kombination mit autologem Knochenmark, als *biokompatibel, osteokonduktiv, osteoinduktiv, sterilisierbar* und *verfügbar* gelten kann. Die Forderung nach einer Resorbierbarkeit erüllt sie nicht oder allenfalls in ganz eingeschränktem Ausmaß. Allerdings kam es im hier angewendeten Versuchsmodell mit fortschreitendem Einwachsen von Knochen zu zahlreichen Mikrofrakturen in der Keramik. Es kann daher davon ausgegangen werden, daß nach ihrer knöchernen Erschließung nicht die Keramik, sondern der in ihr gebildete Knochen die mechanischen Belastungen aufnimmt. Insofern ist die mangelnde Resorbierbarkeit nicht als gravierender Nachteil anzusehen. Die *Stabilität* der Keramikblöcke sollte möglichst noch verbessert werden. Bei der hier gewählten Implantationstechnik ist es trotz größter Vorsicht und günstigen Versuchsbedingungen bereits bei der Implantation zu einigen Frakturen gekommen. Eine Reihe von Keramikblöcken ist unter Vollbelastung der Extremität zusammengesintert. Es ist also bei evtl. klinischer Anwendung dieser Blockkeramik unbedingt auf eine gute Stabilisierung des Defektes und einheilungsangepaßte Belastungssteigerung zu achten. Die Ergebnisse dieser Arbeit legen die Vermutung nahe, daß die Keramik durchaus auch als Granulat verwendet werden kann. Da ihre mechanischen Eigenschaften zumindest bei der hier vorliegenden Präparation eine Neutralisation der Kräfte notwendig macht, könnte man sich mit einem Granulat die Vorteile der leichteren Anpassung an die Morphologie des auszufüllenden Defektes zunutze machen. Wenn ein Granulat verwendet wird, sollte es mit Knochenmark zu einer Paste verarbeitet und in dieser Form appliziert werden.

Zusammenfassend kann festgestellt werden, daß mit dem hier vorgestellten Versuchsaufbau die eingangs gestellten Fragen beantwortet werden konnten. Indikationen für den klinischen Einsatz der Keramik können aus diesen Versuchsergebnissen allerdings nicht direkt hergeleitet werden. Zwar konnte bei einzelnen Tieren eine Entfernung des Osteosynthesematerials durchgeführt werden, es muß jedoch aufgrund der hier vorgestellten Ergebnisse davon ausgegangen werden, daß eine mechanische Minderbelastbarkeit eines so rekonstruierten Defektes auf Dauer verbleibt. Daher sollte bei dieser Indikation auf eine routinemäßige Entfernung des Osteosynthesematerials verzichtet werden.

Zwar konnte der FGF das Einwachsen von Knochen in die Keramik verbessern, die biomechanischen Ergebnisse konnten aber in dem hier vorgestellten Versuchsmodell nicht befriedigen. Der Wert des FGF für die Integration der HA-Keramik sollte weiter erforscht werden. Denkbar ist eine Optimierung der Dosis oder Applikationsart [57, 119]. Die Ergebnisse der hier vorgestellten Versuche lassen einen optimistischen Ausblick auf die klinische Anwendung der Kombination HA-Keramik und Knochenmark zu.

5 Zusammenfassung und Schlußfolgerungen

Der Ersatz großer Knochendefekte, insbesondere im diaphysären Bereich, stellt in der Unfallchirurgie nach wie vor ein aktuelles Problem dar. Die autologe Knochenverpflanzung gilt unumstritten als die Methode der ersten Wahl. Konkurrierende Verfahren müssen sich an ihren Ergebnissen messen. Nachteile der autologen Knochentransplantation sind neben der Notwendigkeit eines zusätzlichen Eingriffes, dessen Risiken und Komplikationen, auch die limitierte Verfügbarkeit. Der allogene Knochenersatz birgt neben seiner biologischen Minderwertigkeit die Gefahr von primären und sekundären Infektionen.

Wegen der oben geschilderten Nachteile der klassischen Verfahren der Knochenverpflanzung hat die Suche nach geeigneten, möglichst synthetisch herstellbaren Knochenersatzstoffen bereits eine langjährige Tradition. Zu den vielversprechenden Substanzen für den Knochenersatz gehören die Biokeramiken, welche in verschiedenen Präparationen bereits mit wechselndem Erfolg experimentell und auch klinisch eingesetzt werden. Unter den Keramiken ist das Hydroxylapatit, welches auch natürlicher Bestandteil des Knochens ist, am besten erforscht. Grundsätzlicher Nachteil aller Keramiken ist ihre Eigenschaft, dem Knochen nur als Leitschiene zu dienen, selbst aber keine Knochenneubildung hervorzurufen. In jüngster Zeit wurden Wachstumsfaktoren entdeckt und dank gentechnischer Produktion auch verfügbar, welche eine Knochenneubildung induzieren können. Es ist daher naheliegend, diese Substanzklassen zu kombinieren. Erste vielversprechende Ergebnisse von Versuchen mit Kombinationen von Keramiken und Wachstumsfaktoren liegen bereits vor.

Die Kombination von HA-Keramik und Basic Fibroblast Growth Factor wurde bisher nicht erprobt. Zur Prüfung der Effektivität eines Knochenersatzstoffes sollte ein Modell gewählt werden, das sowohl eine biomechanische als auch eine morphologische Auswertung erlaubt. Ein diaphysärer Segmentdefekt in einem das volle Körpergewicht tragenden, singulären Knochen erscheint für diese Fragestellung am besten geeignet.

Mit der vorliegenden Studie sollten die folgenden Fragen beantwortet werden:

1. Kann eine poröse HA-Keramik aus boviner Spongiosa einen Tibiasegmentdefekt zuverlässig überbrücken?
2. Kann die Einheilung der Keramik durch Beladung mit 0,2 g basic FGF, autologem Knochenmark oder einer Kombination dieser Substanz verbessert werden?
3. Kann trotz Implantation eines potentiell nicht resorbierbaren HA-Keramikkörpers ein Remodelling des Defektes stattfinden?

Als Versuchsmodell diente ein 2 cm langer, rechtsseitiger Tibiasegmentdefekt beim erwachsenen Schwarzkopfmutterschaf. Der subperiostale Defekt wurde mit einer Plattenosteosynthese überbrückt. Dazu wurde eine sondergefertigte, schmale DC verwendet. Zum Schutz der Osteosynthese wurde zusätzlich eine Achillotenotomie durchgeführt. Die Tiere wurden in Gruppen gehalten und nach spätestens 8 Wochen belasteten alle Tiere die operierte Extremität voll.

Insgesamt wurden für diesen Versuch 68 Tiere operiert. Aufgrund von Komplikationen (proximale Tibiafraktur n = 7, Narkosezwischenfall n = 1, Pneumonie n = 1) konnten insgesamt 59 Tiere ausgewertet werden. Die nachfolgenden Angaben zu den Versuchstierzahlen beziehen sich auf diese 59 Tiere. Zur Defektauffüllung wurden im ersten Versuchsanteil 4 experimentelle Gruppen gebildet: 1. HA-Keramik (n = 7), 2. HA-Keramik + FGF (n = 6), 3. HA-Keramik + autologes Knochenmark (n = 8), 4. HA-Keramik + FGF + autologes Knochenmark (n = 7). Als Kontrollgruppen dienten eine autologe Spongiosaplastik (n = 7) und der Leerdefekt (n = 6). Alle Tiere in diesem Versuchsteil wurden für 3 Monate beobachtet.

Zur Beurteilung des zeitlichen Verlaufs der Knochenneubildung wurde nach Ablauf der 1. bis 2., 4. und 8. Woche sowie 3 Tage vor dem Ende der Beobachtungszeit eine intravitale Fluoreszenzfarbstoffmarkierung mit Calceingrün, Tetracyclin, Alizarin-Complexon sowie Xylenolorange durchgeführt. Eine Röntgendokumentation in 2 Ebenen wurde nach Ablauf der 1., 2., 4, 8. und 12. Woche angefertigt. Die Fläche der so ermittelten perikeramischen Knochenneubildung wurde mittels digitaler Planimetrie bestimmt.

Am Ende einer 12wöchigen Beobachtungszeit wurden die Tiere getötet und beide Tibiae explantiert. Nach Entfernung des Osteosynthesematerials sowie Resektion der Weichteile wurden alle Präparate einer Torsionsprüfung bis zum Versagen unterzogen. Die Knochenneubildung in den Keramiken wurde mit Hilfe einer digitalen Flächenmessung an mikroradiographischen Präparaten quantifiziert. Die Fluoreszenzmikroskopie an ungefärbten Schliffpräparaten gab Auskunft über den räumlichen und zeitlichen Ablauf der Knochenneubildung. Mittels konventioneller Histologie an nicht entkalkten Präparaten wurden Knochenneubildung, Remodelling und Gewebereaktionen beurteilt.

Die biomechanische Prüfung ergab die folgenden Mittelwerte (Prozent der intakten Gegenseite ± Standardabweichung): *Keramik* (23,9 ± 13,2 %), *Keramik + FGF* 28,2 ± 8,1 %), *Keramik + Mark* (46,2 ± 18,1 %), *Keramik + Mark + FGF* (24,8 ± 18,3 %), *Spongiosa* (48,8 ± 8,1 %), *Defekt* (14,9 ± 12,0 %). Die Unterschiede zwischen den Gruppen waren signifikant. Pseudarthrosen fanden sich in den einzelnen Gruppen wie folgt: *Keramik* 3 von 7, *Keramik + FGF* 2 von 6, *Keramik + Mark* 1 von 8, *Keramik + Mark + FGF* 2 von 7, *Spongiosa* 0 von 7, *Defekt* 5 von 6. Bei keinem der Tiere kam es zu einem Versagen der Osteosynthese.

Die Planimetrie der perikeramischen Knochenneubildung zeigte bis zur 8. Woche eine kontinuierliche Zunahme. Bis zum Versuchsende kam es zu keiner weiteren Zunahme der röntgenologisch nachweisbaren Kallusfläche. Die histologische Beurteilung wurde unter besonderer Berücksichtigung der Biokompatibilität der Implantate durchgeführt. Fremdkörperreaktionen oder Entzündungszeichen fanden sich nicht, es ergab sich in allen Keramikgruppen ein inniger Implantat-Knochen-Verbund. Die Fluoreszenzmikroskopie zeigte, daß über den gesamten Beobachtungszeitraum eine von den Osteotomiestellen ausgehende Knochenneubildung in den Keramiken stattfand. Diese war zum Versuchsende noch nicht abgeschlossen. Die quantitative Bestimmung der Knochenneubildung in der Porosität der Keramik ergab für die Gruppen die folgenden Mittelwerte (Prozent ± Standardabweichung): *Keramik* (33,9 ± 15,3 %), *Keramik + FGF* (54,4 ± 20,6 %), *Keramik + Mark* (47,9 ± 48,8 %), *Keramik + Mark + FGF* (48,0 ± 12,3 %).

Die Keramikgruppe mit den besten Ergebnissen nach 3 Monaten Beobachtungszeit und eine Kontrollgruppe wurde für eine 6monatige Beobachtungszeit ausgewählt. In diesen Gruppen wurde der Defekt mit *Keramik + Mark* (n = 8) und mit autologer *Spongiosa* (n = 7) aufgefüllt. Versuchsdurchführung und Tiernachbeobachtung verliefen analog zu den Tieren mit 3 Monaten Beobachtungszeit. Bei keinem der Tiere mit 6 Monaten Beobachtungszeit kam es zur Ausbildung einer klinisch manifesten Pseudarthrose.

Die biomechanischen Ergebnisse zeigten für die Keramikgruppe im Vergleich zur Versuchsgruppe mit kürzerer Beobachtungszeit ein unverändertes maximales Drehmoment (46,2 ± 18,1 % vs. 45,9 ± 17,8 % der intakten Gegenseite), während sich in der Spongiosagruppe eine deutliche, statistisch aber nicht signifikante Zunahme des maximalen Drehmomentes ergab (48,8 ± 8,1 % vs. 61,6 ± 13,9 % der intakten Gegenseite).

Die Bestimmung der extrakeramischen Knochenneubildungen zeigte zum Versuchsende eine Halbierung der Fläche gegenüber der 16. Versuchswoche. Die intrakeramische Knochenneubildung nahm dagegen mit längerer Versuchsdauer statistisch signifikant zu (47,9 ± 8,8 % vs. 63,6 ± 12,7 % der intrakeramischen Porosität). Im Gegensatz zu den Keramikgruppen mit 3 Monaten Beobachtungszeit fand sich nach 6 Monaten in 7 von 8 Präparaten eine durchgehende intrakeramische Knochenneubildung. Die histologischen und fluoreszenzmikroskopischen Ergebnisse zeigten eine fortdauernde Knochenneubildung in der Keramik und ein anhaltendes Remodelling in der Spongiosa.

Zusätzlich zu den oben beschriebenen Tieren wurde bei 2 Tieren aus der Gruppe *Keramik + Mark* und bei einem Tier aus der Gruppe *Spongiosa* nach 6 Monaten eine Implantatentfernung durchgeführt. Bei diesen Tieren kam es in 2 Monaten Nachbeobachtungszeit zu keiner Fraktur oder Fehlstellung des Defektes bei freier Funktion und voller Belastung der operierten Extremität.

Schlußfolgerungen

1. Das in dieser Studie verwendete Versuchsmodell ist für die Erprobung von Kochenersatzstoffen gut geeignet. Die Versuchsanordnung erlaubt die Erhebung von klinischen, röntgenologischen, biomechanischen und morphologischen Parametern am selben Präparat.

2. Der Leerdefekt führte nach 3 Monaten Beobachtungszeit in 5 von 6 Fällen zur Ausbildung einer Pseudarthrose, während mit der autologen Spongiosaplastik in 7 von 7 Fällen eine Heilung des Defektes erreicht werden konnte.

3. Die hier geprüfte poröse HA-Keramik allein ist nicht in der Lage, einen Tibiasegmentdefekt von etwa 10 % der Schaftlänge innerhalb der kurzen Entlastungsphase von 6–8 Wochen verläßlich zu überbrücken.

4. Der Zusatz von FGF, auch in Kombination mit autologem Knochenmark, brachte nur eine geringe, nicht-signifikante Verbesserung des biomechanischen Verhal-

tens, aber eine deutlich bessere knöcherne Erschließung der intrakeramischen Porosität.

5. Der Zusatz von autologem Knochenmark verbesserte sowohl die biomechanischen Ergebnisse als auch die intrakeramische Knochenneubildung. Zwar wurde in dieser Versuchsgruppe eine Pseudarthrose beobachtet, die biomechanischen Ergebnisse der Versuchsgruppe *Keramik + Mark* waren jedoch nach 3 Monaten Beobachtungszeit mit denen der autologen Spongiosaplastik vergleichbar.

6. Mit längerer Beobachtungszeit (6 Monate) nahm die mechanische Festigkeit der Präparate aus der Gruppe *Keramik + Mark* nicht zu, während sich das maximale Drehmoment der Präparate in der Gruppe *Spongiosa* zwar nicht signifikant, aber dennoch deutlich erhöhte. Für die Gruppe *Keramik + Mark* fand sich im zeitlichen Verlauf eine signifikante Zunahme der knöchernen Erschließung der intrakeramischen Porosität.

7. Es muß davon ausgegangen werden, daß ein mit einer Keramik aufgefüllter Defekt auch längerfristig nicht die biomechanischen Eigenschaften eines normalen Knochens erreichen wird. Diesbezüglich scheint die Spongiosaplastik besser in der Lage zu sein, die normale Struktur und Mechanik eines Röhrenknochens wiederherzustellen.

8. Bei 2 jetzt noch lebenden Tieren der Gruppe *Keramik + Mark* und bei einem Tier aus der Gruppe *Spongiosa* konnte das Osteosynthesematerial nach 6 Monaten erfolgreich entfernt werden.

9. Die Kombination von poröser HA-Keramik und autologem Knochenmark ergab im diaphysären, subperiostalen Segmentdefekt der Tibia beim ausgewachsenen Schaf Einheilungsergebnisse, die den Resultaten der autologen Spongiosaplastik nur geringfügig nachstanden. Daraus ergaben sich vielversprechende Perspektiven für eine klinische Anwendung.

Literatur

1 Aspenberg P, Albrektsson T, Thorngren KG (1989) Local application of growth-factor IGF-I to healing bone. Experiments with a titanium chamber in rabbits. Acta Orthop Scand 60: 607

2 Aspenberg P, Lohmander LS (1989) Fibroblast growth factor stimulates bone formation. Bone induction studied in rats. Acta Orthop Scand 60: 473–476

3 Aspenberg P, Thorngren KG, Lohmander LS (1991) Dose-dependent stimulation of bone induction by basic fibroblast growth factor in rats. Acta Orthop Scand 62: 481–484

4 Behrends P, Alfke C, Egbers HJ, Simons B, Striebling E, Zenker W (1991) Defektüberbrückung mit Hydroxylapatit an der Femurdiaphyse der Ratte. Hefte Unfallheilkd 220: 550–551

5 Bereiter H, Melcher GA, Gautier E, Huggler AH (1991) Erfahrungen mit Bio-Oss, einem bovinen Apatit, bei verschiedenen klinischen Indikationsbereichen. Hefte Unfallheilkd 216: 253–262

6 Bolander ME (1992) Regulation of fracture repair by growth factors. Proc Soc Exp Biol 200: 165–170

7 Bolander ME, Ballan G (1986) The use of demineralized bone matrix in the repair of segmental defects. J Bone Joint Surg [Am] 68: 1264–1274

8 Buchholz, RW, Charlton N, Holmes ER (1987) Hydroxyapatite and tricalcium phosphate bone graft substitutes. Orthop Clin North Am 18: 323–334

9 Burgeson RE, Nimmi ME (1992) Collagen types – molecular structure and tissue distribution. Clin Orthop 282: 250–272

10 Burwell RG (1985) The Function of bone marrow in the incorporation of a bone graft. Clin Orthop 200: 125–141

11 Canalis E, McCarthy T, Centrella M (1988) Growth factors and regulation of bone remodelling. J Clin Invest 81: 277

12 Centers for Disease Control (1988) Transmission of HIV through bone transplantation. JAMA 260: 2487–2488

13 Chao EYS, Aro HT (1991) Biomechanics of fracture healing. In: Mow VC, Hayes WC (eds) Basic orthopaedic biomechanics. Raven, New York, pp 293–336

14 Connolly JF, Guse R, Lippiello L, Dehne R (1989) Development of an osteogenic bone marrow preparation. J Bone Joint Surg [Am] 71: 684–691

15 Connolly JF, Guse R, Tiedeman J, Dehne R (1991) Autologous marrow injection as a substitute for operative grafting of tibial nonunions. Clin Orthop 266: 259–270

16 Cornell CN, Lane JM (1992) Newest factors in fracture healing. Clin Orthop 277: 297–311

17 Crabb ID, O'Keefe RJ, Puzas JE, Rosier R (1990) Synergistic effect of transforming growth factor beta and fibroblast growth factor on DNS synthesis in chick growth plate chondrocytes. Bone Miner Res 5: 1105–1112

18 David A, Pommer A, Eilenmueller J, Muhr G (1993) Der Einfluß der Hydroxylapatit-Beschichtung von AO/ASIF-Schrauben auf die Haftfestigkeit im Knochen. Unfallchirurg 96: 12–17

19 Decker S, Decker B (1988) Experimentelle und erste klinische Erfahrungen mit synthetischen Calciumphosphaten als Knochenersatz. Hefte Unfallheilkd 200: 658

20 Delloye C, Verhelpen M, D'Hemricourt J, Govaerts B, Bourgois R (1992) Morphometric and physical investigations of segmental cortical bone autografts and allografts in canine ulnar defects. Clin Orthop 282: 273–292

21 Donath K (1988) Die Trenn-Dünnschliff-Technik zur Herstellung histologischer Präparate von nicht schneidbaren Geweben und Materialien. Praeparator 34: 197–206

22 Donath K (1989) Die Trenn-Dünnschlifftechnik. EXAKT-Kulzer-Druckschrift, Norderstedt, S 1–16

23 Doppelt SH (1981) Operational and financial aspects of hospital bone banking. J Bone Joint Surg [Am] 63: 1472–1481

24 Ecke H (1982) Knochentransplantation. Unfallchirurgie 8: 389–392

25 Ehrenberg A, DePablos J, Martinez-Lotti G, Kreicberg A, Nilsson O (1993) Comparison of demineralized allogeneic bone matrix grafting (the Urist procedure) and the Ilizarov procedure in large diaphyseal defects in sheep. J Orthop Res 11: 438-447

26 Enneking WF, Mindell ER (1991) Observations on massive retrieved human allografts. J Bone Joint Surg [Am] 73: 1123-1142

27 Eppley BL, Conolly DT, Winkelmann T (1991) Free bone graft reconstruction of irradiated facial tissue: experimental effects of basic fibroblast growth factor stimulation. Plast Reconstr Surg 88: 1-11

28 Esch F Uene N, Baird A et al. (1986) Primary structure of bovine brain acidic fibroblast growth factor. Biochem Biophys Res Commun 133: 554-562

29 Gerhart TN, Kirker-Head CA, Kriz MJ et al. (1991) Healing of large mid-femoral segmental defects in sheep using recombinat human bone morphogenetic protein. Trans Orthop Res Soc 16: 172

30 Gerngross H, Burri C, Kind L, Merk J, Mueller GW (1982) Komplikationen an der Entnahmestelle autologer Spongiosatransplantate. Aktuelle Traumatol 12: 146-152

31 Goshima J, Goldberg VM, Caplan AI (1991) The origin of bone formed in composite grafts of porous calcium phosphate ceramic loaded with marrow cells. Clin Orthop 269: 274-283

32 Gospodarowicz D (1975) Purification of a fibroblast growth factor from bovine pituitary. J Biol Chem 250: 2515-2520

33 Groot K (1980) Bioceramics consisting of calcium phosphate salts. Biomaterials 1: 47-50

34 Grundel RE, Chapmann MD, Yee MD, Moore DC (1991) Autogeneic bone marrow and porous biphasic calcium phosphate ceramic for segmental bone defects in the canine ulna. Clin Orthop 266: 244-256

35 Hachenbroch M (1990) Richtlinien zum Führen einer Knochenbank. Dtsch Ärztebl 87: 41-44

36 Hench LL, Wilson J (1984) Surface-active biomaterials. Science 226: 630-636

37 Herron LD, Newman MH (1989) The failure of ethylene oxide gas-sterilized freeze-dried bone graft for thoracic and lumbar spinal fusion. Spine 14: 495-500

38 Ho L, Field RA, Russell WC, Riley ML, Ercanbrack SK, Williams FL Jr (1989) Influence of gender, breed and age on maturity characteristics of sheep. J Anim Sci 67: 2460-2470

39 Holmes R, Mooney V, Buchholz R, Tencer A (1984) A Carolline Hydroxyapatite bone graft substitute. Clin Orthop 188: 252-262

40 Holz U, Weller S, Bonell-Kost S (1982) Indikation, Technik und Ergebnisse der autologen Knochentransplantation. Chirurg 53: 219 224

41 Ilizarov GA, Ledyaev VI (1969) The replacement of long tubular defects by lengthening distraction osteotomy of one of the fragments. Vestn Khir 6: 78

42 Jingushi S, Heydemann A, Kana SK, Macey LR, Bolander ME (1990) Acidic fibroblast growth factor injections stimulates cartilage enlargement and inhibits cartilage gene expressions in rat fracture. J Orthop Res 8: 364-371

43 Johnson EE, Urist MR, Finerman GA (1992) Resistant nonunions and partial or complete segmental defects of long bones. Treatment with implants of a composite of human bone morphogenetic protein (BMP) and autolyzed, antigen-extracted, allogeneic (AAA) bone. Clin Orthop 277: 229-237

44 Kasperk CH, Wergedal JE, Mohan S, Long DL, Lau KH, Baylink DJ (1990) Interactions of growth factors present in bone matrix with bone cells: effects on DNA synthesis on alcoline phosphatase. Growth Fact 3: 147-158

45 Katoh T, Sato K, Kawamura M, Iwata H, Miura T (1993) Osteogenesis in sintered bone combined with bovine bone morphogenetic protein. Clin Orthop 287: 266-275

46 Katthagen BD (1986) Knochenregeneration mit Knochenersatzmaterialien. Hefte Unfallheilkd 178: 26-27

47 Katthagen BD (1986) Knochenregeneration mit Knochenersatzmaterialien. Hefte Unfallheilkd 178: 34-35.

48 Klaes W, Assenmacher ST, Stuermer KM, Schmit-Neuerburg KP (1991) Knochenneubildung im ersatzschwachen Lager – Tierexperimentelle Untersuchungen zur Kombination von Knochenersatzstoffen und freien Periosttransplantaten. Hefte Unfallheilkd 220: 546-547

49 Klaue K, Kowalski M, Perren SM (1991) Internal fixation with a self-compressing plate and lag screw: improvements of the plate hole and screw design. 2. In vivo investigations. J Orthop Trauma 5: 289-296

50 Klein CPAT, Driessen AA, Groot K d, Hoof A v d (1983) Biodegradiation behaviour of various calciumphosphat materials in bone tissue. J Biomed Mat 17: 769-784

51 Knaepler H, Ascherl R, Kretschmer V, Gotzen L (1990) Immunisierung gegen Blutgruppenantigene durch allogene Knochentransplantation. Hefte Unfallheilkd 122: 448

52 Knaepler H, Garrel T v, Seipp HM, Ascherl R (1992) Experimentelle Untersuchungen zur thermischen Desinfektion und Sterilisation allogener Knochentransplantate und deren Auswirkungen auf die biologische Wertigkeit. Unfallchirurg 95: 477-484

53 Kuebler N, Urist M (1993) Cell differentiation in response to partielly purified Osteosarcoma-derived bone morphogenetic protein in vivo and in vitro. Clin Orthop 292: 321–328

54 Kuns E, Weyand F, Domus B (1972) Zur Leistungsfähigkeit autologer Spongiosa bei der Behandlung knöcherner Defekte. Hefte Unfallheilkd 75: 189

55 Li WG, Tang JQ, Cui QL, Zhou RZ (1989) Experimental study of free periostal autograft. II. increasing osteogenesis of periosteum. Chin Med J 102: 411–415

56 Lippuner K, Vogel R, Tepic S, Rahn BA, Cordey J, Perren SM (1992) Effect of animal species and age on plate-induced vascular damage in cortical bone. Arch Orthop Trauma Surg 111: 78–84

57 Lundgren D, Nyman S, Mathisen T, Isaksson S, Klinge B (1992) Guided bone regeneration of cranial defects, using biodegradable barriers: an experimental pilot study in the rabbit. J Craniomaxillofac Surg 20: 257–260

58 Mandelkow HK, Hallfeldt KK, Kessler SB, Gayk M, Siebeck M, Schweiberer L (1990) Knochenneubildung nach Implantation verschiedener Hydroxylapatitkeramiken. Tierexperimentelle Studie am Bohrlochmodell der Schafstibia. Unfallchirurg 93: 376–379

59 Mathys R sr, Mathys R jr, Mueller W, Weigum H (1988) Hydroxylapatit und Tricalciumphosphatwerkstoffe. Hefte Unfallheilkd 200: 644–646

60 McCarthy TL, Centrella M, Canalis E (1989) Regulatory Effects of insuline-like growth factors I and II on bone collagen synthesis in rat calvarial cultures. Endocrinology 124: 301

61 Mittelmeier H, Katthagen BD, Mittelmeier W (1987) Knochenregeneration mit aufbereitetem semisynthetischem und nativem Ersatzmaterial. Hefte Unfallheilkd 179: 227–243

62 Nakahara H, Goldberg VM, Caplan AI (1991) Culture – expanded human periosteal-derived cells exhibit osteochondral potential in vivo. J Orthop Res 9: 465–476

63 Ochsner PE (1985) Tricalciumphosphat und Hydroxylapatitkeramik. Hefte Unfallheilkd 185: 129–134

64 Ochsner PE, Berchthold D, Uehlinger K, Verburg A (1983) Ein- und Abbau von resorbierbaren Trikalziumphosphatgranulaten. Hefte Unfallheilkd 165: 77–81

65 Osborn JF (1979) Biowerkstoffe und ihre Anwendung bei Implantaten. Schweiz Monatsschr Zahnmed 89: 1138–1139

66 Osborn JF (1985) Die physiologische Integration von Hydroxylapatitkeramik in das Knochengewebe. Hefte Unfallkd 174: 101–105

67 Osborn JF (1986) Implantatwerkstoff Hydroxylapatitkeramik. Quintessenz, Berlin Chicago London

68 Osborn JF, Kovacs E, Kallenberger A (1980) Hydroxylapatitkeramik – Entwicklung eines neuen Biowerkstoffs und erste tierexperimentelle Ergebnisse. Dtsch Zahnarztl Z 35: 54–56

69 Peelen JGJ, Rejda BV, Vermeiden JPW, Groot K d (1977) Sintered Tricalciumphosphatase as bioceramics. Ceramics 9: 226–237

70 Pfeiffer CA (1948) Development of bone from transplanted marrow in mice. Anat Rec 102: 225

71 Plenk H (1986) The microscopic evaluation of hard tissue implants. In: Williams DF (ed) Techniques of biocompatibility testing. CRC Press, Boca Ratan, Florida, pp 35–81

72 Posner AS (1985) The mineral of bone. Clin Orthop 200: 87–99

73 Regel G, Suedkamp NP, Illgner A, Buchenau A, Tscherne H (1992) 15 Jahre allogene Knochentransplantation. Indikationen, Behandlungen, Ergebnisse. Unfallchirurg 95: 1–8

74 Ripamonti U (1991) The induction of bone in osteogenic composites of bone matrix and porous hydroxyapatite replicas: an experimental study on the baboon (Papio ursinus). J Oral Maxillofac Surg 49: 817–830

75 Ripamonti U (1992) Calvarial reconstruction in baboons with porous hydroxyapatite. J Craniomaxillofac Surg 3: 149–159

76 Risau W, Ekblom P (1986) Production of a heparinbinding angiogenesis factor by the embryonic kidney. J Cell Biol 103: 1101–1107

77 Roeder W, Mueller H, Mueller WEG, Merz H (1992) HIV infection in human bone. J Bone Joint Surg [BR] 74: 179–180

78 Roesgen M (1989) Verfahrensweisen der freien autogenen Spongiosaplastik. Aktuelle Chir 24: 83–95

79 Roesgen M (1990) Die Regenerationsfähigkeit des Beckenkammes nach Spongiosaentnahme beim Menschen – Induktion durch Phosphatkeramiken? Unfallchirurgie 16: 258–265

80 Roesgen M, Hierholzer G (1992) Das Degradiationsverhalten der Kalziumphosphatkeramiken, Hydroxylapatit und Trikalziumphosphat im Verlauf der knöchernen Integration. Hefte Unfallheilkd 220: 547–548

81 Roesgen M, Thermann R, Hierholzer G (1988) Augmentation von Spongiosaplastiken mit Knochenkeramiken. Klinische und histologische Befunde nach therapeutischer Anwendung. Hefte Unfallheilkd 200: 660

82 Rubin RH, Tolkhoff-Rubin NE (1988) The problems of human immunodeficiency virus (HIV) infections and transplantations. Transplant Int 1: 36–42

83 Rueger JM (1992) Knochenersatzmittel. Hefte Unfallheilkd 213: 116

84 Rueger JM, Dohr-Fritz M, Siebert HR, Pannike A (1986) Knochenmatrixextrakte zur Auffüllung diaphysärer Knochendefekte im Tierexperiment. Hefte Unfallheilkd 181: 288–292
85 Rueger JM, Siebert HR, Pannike A (1988) Biologische Aktivität von Knochenersatzmitteln. Wunsch und Wahrheit. Hefte Unfallheilkd 200: 662
86 Salzman NP, Psallidopoulos M, Prewett AB, O'Leary R (1993) Detection of HIV in bone allografts prepared from AIDS autopsy tissue. Clin Orthop 292: 384–390
87 Sandberg MM, Aro HT, Vuorio EI (1993) Gene expression during bone repair. Clin Orthop 289: 292–312
88 Saxer U, Magerl F (1974) Komplikationen nach Spanentnahme aus dem Beckenkamm. Helv Chir Acta 41: 251
89 Scheiermann N (1987) Knochentransplantation und Infektionsübertragung (Nepatitis, HIV). Hyg Med 12: 342–343
90 Schmid U, Thielemann F, Holz U, Herr G (1993) Osteoinduktion am Defektmodell der Hundetibia. Unfallchirurgie 19: 1–8
91 Schmidt HGK, Neikes M, Wittek F (1988) Erfahrungen bei der Verwendung von Hydroxylapatit und Tricalciumphosphat. Hefte Unfallheilkd 200: 661
92 Schmitz JP, Hollenger J (1986) The critical size defect as an experimental model for cranio-mandibular-facial nonunions. Clin Orthop 205: 299–308
93 Schratt HE, Spyra JL, Voggenreiter G, Hipp R, Tuebel J, Bluemel G (1991) Experimentelle Untersuchung zur Antigenität von sterilisierten Knochentransplantaten. Hefte Unfallheilkd 220: 542
94 Schwarz N, Schalg G, Thurnher M, Eschberger J, Zeng L (1991) Decalcified and undecalcified cancellous bone block implants do not heal diaphysial defects in dogs. Arch Orthop Trauma Surg 111: 47–50
95 Schwarz N, Schlag G, Thurnher M, Eschberger J, Dinges H, Redle H (1991) Fresh autogeneic, frozen allogeneic, and decalcified allogeneic bone grafts in dogs. J Bone Joint Surg [Br] 73: 787–790
96 Simmons DJ (1976) Comparative physiology of bone. In: Bourne GH (ed) The biochemistry and physiology of bone. Academic Press, London, pp. 445–516
97 Simonds RJ, Holmberg SD, Hurwitz RL et al. (1992) Transmission of human immunodeficiency virus (HIV) virus type I from a seronegative organ and tissue donor. New Engl J Med 326(11): 726–732
98 Spom MB, Robert AB (1988) Peptide growth factors are multifunctional. Nature 332: 217–219
99 Steeg S (1993) Komplikationen der Spongiosaentnahme am Beckenkamm. Dissertation, eingereicht MHH
100 Stuetzle H, Kessler S, Mandelkow H, Schweiberer L (1991) Knochenbankorganisation. Unfallchirurg 94: 619–623
101 Takaoka H, Nakahara H, Yoshikawa H, Mashuhara K, Tsuda T, Ono K (1988) Ectopic bone induction on and in porous hydroxyapatite combined with collagen and bone morphogenetic protein. Clin Orthop 234: 250–254
102 Thielemann FW, Schmidt K, Koslowski L (1983) Neue Aspekte in der Behandlung großer Knochendefekte. Aktuelle Traumatol 13: 115–119
103 Tiedeman JJ, Connolly JF, Strates BS, Lippiello L (1991) Treatment of nonunion by percutaneous injection of bone marrow and demineralized bone matrix. An experimental study in dogs. Clin Orthop 268: 294–302
104 Tiedeman JJ, Huurman WW, Connolly JF, Strates BS (1991) Healing of a large nonossifying fibroma after grafting with bone matrix and marrow. A case report. Clin Orthop 265: 302–305
105 Tomford W (1981) A Study of the clinical incidence of infection in the use of banked allograft bone. J Bone Joint Surg [Am] 63: 244–248
106 Trippel SB, Wroblewski J, Makower A, Whelan M, Schoenfeld D, Doctrow SR (1993) Regulation of growth plate chondrocytes by Insuline-like growth-factor I and basic fibroblast growth factor. J Bone Joint Surg [Am] 75: 177–189
107 Troester SD (1993) Die Hydroxylapatitkeramik Endobon – Eine alternative Therapiemöglichkeit für Knochendefekte. In: Venbrocks R, Salis-Soglio G (Hrsg) Jahrbuch der Orthopädie 1993. Biermann, Zuelpich, S 231–246
108 Uchida A, Nade S, McCartney IR, Ching W (1984) The use of ceramics for bone replacement. J Bone Joint Surg 66: 269–275
109 Urist MR (1965) Bone formation by autoinduction. Science 150: 893–899
110 Urist MR, Mikulski A, Lietzke A (1979) Solubilized and insolubilized bone morphogenetic protein. Proc Natl Acad Sci USA 76: 1828–1836
111 Voggenreiter G, Ascher R, Scherer MA, Frueh HJ, Knaepler H, Bluemel G (1991) Sterilisation und Kryokonservierung von Bankknochen. Hefte Unfallheilkd 220: 539
112 Wagner W, Tetsch P, Ackermann KL, Boehmer U, Dahl H (1981) Tierexperimentelle Untersuchungen zur Knochenregeneration genormter Defekte nach der Implantation einer Tricalciumphosphatkeramik. Dtsch Zahnaerztl Z 36: 82–87

113 Ward JW, Holmberg SD, Allen JR (1988) Transmission of immunodeficiency virus (HIV) by blood transfusion screened as negative for HIV-antibody. N Engl J Med 318: 473–478

114 White AA, Panjabi MM, Satwick WO (1977) The four biomechanical stages of fracture repair. J Bone Joint Surg [Am] 59: 188–192

115 Wippermann BW, Hsu RWW, Chao EYS, Sim FH (1991) Comparison of autogenous cortical graft and Demineralized Allogenic Bone Matrix (DABM) in the fixation of segmental prosthesis. In: Langlais F, Tomeno B (eds) Limb salvage – major reconstructions in oncologic and nontumoral conditions. Springer, Berlin Heidelberg New York Tokyo, pp 335–343

116 Wolff J (1991, 1892) Das Gesetz der Transformation der Knochen. Hirschwald, Berlin, S 96–120

117 Yasko AW, Lane JM, Fellinger EJ, Roesen V, Wozney JM, Wang EA (1992) The healing of segmental bone defects, induced by recombinant human bone morphogenetic protein (rhBMP2). J Bone Joint Surg [Am] 74: 659–671

118 Younger EM, Chapmann M (1989) Morbidity at bone graft donor sites. J Orthop Trauma 3: 192–195

119 Zablotzky M, Meffert R, Caudill R, Evans G (1991) Histological and clinical comparisons of guided tissue regeneration on dehisced hydroxyapatite-coated and titanium endosseous implant surfaces: a pilot study. Int J Oral Maxillofac Implants 6: 294–303

Anhang

Die Meßergebnisse aus der biomechanischen Prüfung der Auswertung der Makro-radiographie sowie der Mikroradiographie sind in den Tabellen 1–5 aufgeführt.

Tabelle 1. Zusammenfassung der biomechanischen Meßergebnisse in den einzelnen Versuchsgruppen. *Torque* maximales Drehmoment (Nm), *Winkel* Winkel bei Versagen (°), *Steif* Torsionssteifigkeit (Nm/°), *Intakt* intakte Kontrolltibia, *Defekt* experimentelle Tibia, *Ratio* Verhältnis intakt/experimentell (%)

	Torque Intakt	Torque Defekt	Torque Ratio	Winkel Intakt	Winkel Defekt	Winkel Ratio	Steif Intakt	Steif Defekt	Steif Ratio
Keramik									
n	7	7	7	7	7	7	7	7	7
Mittelwert	87,5	20,5	23,9	16,2	18,8	117,2	6,6	2,2	37,2
Standardabw.	7,3	10,8	13,2	1,6	10,3	61,9	1,2	1,5	27,9
Maximum	97,0	31,3	40,2	17,8	42,9	255,4	8,3	4,3	87,8
Minimum	77,9	6,1	7,3	12,9	11,3	64,9	4,9	0,5	6,0
Keramik + FGF									
n	6	6	6	6	6	6	6	6	6
Mittelwert	83,1	23,9	28,2	14,8	20,4	135,7	7,1	2,5	33,4
Standardabw.	6,4	16,5	18,1	1,6	12,1	75,0	1,2	1,9	22,2
Maximum	90,8	55,8	61,5	17,0	39,9	240,7	9,2	5,4	60,3
Minimum	74,0	6,1	7,4	12,9	8,2	59,0	5,6	0,2	3,0
Spongiosa									
n	7	7	7	7	7	7	7	7	7
Mittelwert	84,5	40,0	48,8	16,6	16,0	98,7	6,7	3,7	60,0
Standardabw.	10,2	5,9	11,9	3,6	2,6	4319,8	1,8	0,7	20,7
Maximum	104,0	48,1	68,5	22,5	19,8	145,1	10,5	5,3	93,0
Minimum	70,2	28,2	27,1	11,3	11,7	85,4	4,6	2,9	27,6
Defekt									
n	6	6	6	6	6	6	6	6	6
Mittelwert	81,7	11,4	14,9	15,8	21,5	142,1	6,7	1,1	20,3
Standardabw.	11,4	11,5	16,3	1,6	8,2	62,8	1,5	1,2	25,9
Maximum	103,1	37,0	51,0	18,8	31,7	214,7	8,9	3,8	77,6
Minimum	67,9	4,9	5,0	14,3	10,6	56,4	4,7	0,3	3,9

Tabelle 2. Zusammenfassung der biomechanischen Meßergebnisse in den einzelnen Versuchsgruppen

	Torque Intakt	Torque Defekt	Torque Ratio	Winkel Intakt	Winkel Defekt	Winkel Ratio	Steif Intakt	Steif Defekt	Ratio
Keramik	Mark								
n	8	8	8	8	8	8	8	8	8
Mittelwert	80,1	36,7	46,2	13,8	11,9	87,9	8,3	4,4	52,9
Standardabw.	7,9	14,4	18,3		1,6	1,8	17,1	1,7	17,9
Maximum	93,9	62,5	74,5	16,9	15,1	113,8	11,1	7,6	72,9
Minimum	64,9	11,5	14,4	11,3	9,6	66,7	7,3	1,5	19,8
Keramik	Mark	FGF							
n	7	7	7	7	7	7	7	7	7
Mittelwert	80,6	20,3	24,8	15,1	14,1	95,9	8,6	2,8	31,8
Standardabw.	8,3	7,4	8,1	1,9	9,0	66,0	1,3	1,3	13,6
Maximum	99,2	30,5	38,0	17,6	34,2	245,5	11,5	4,1	45,6
Minimum	72,5	7,6	10,4	11,5	5,5	48,2	7,2	0,4	4,3
Spongiosa	6 Monate								
n	7	7	7	7	7	7	7	7	7
Mittelwert	98,8	60,1	61,6	11,4	12,2	107,6	9,0	5,6	64,1
Standardabw.	13,6	13,7	13,9	1,4	1,8	17,0	1,4	1,1	16,5
Maximum	125,1	79,6	75,6	13,7	13,7	143,5	10,8	7,5	93,2
Minimum	84,2	34,1	31,9	9,4	8,2	83,3	6,9	4,2	38,8
Keramik	Mark	6 Monate							
n	8	8	8	8	8	8	8	8	8
Mittel	101,5	47,3	45,9	12,0	9,4	79,3	8,9	5,7	63,8
Standard	12,9	21,0	17,8	1,2	0,9	13,3	1,5	2,3	23,9
Maximum	126,3	77,3	69,4	13,5	10,6	108,5	11,9	8,9	94,2
Minimum	81,9	9,1	9,9	9,6	8,2	63,5	7,2	0,8	10,5

Tabelle 3. Zusammenfassung der Meßergebnisse für die extrakeramische Kallusmessung. *D* dorsal, *V* ventral, *M* medial, *L* lateral

	2. Woche					4. Woche				
	Kallus Dorsal	Ventral	Medial	Lateral	D+V+M+L Gesamt	Kallus Dorsal	Ventral	Medial	Lateral	D+V+M+L Gesamt
Keramik										
n	7	5	7	7	7	7	7	7	7	7
Mittelwert	5,9	0,0	4,3	4,9	15,0	58,9		61,6	23,1	143,6
Standardabw.	10,6	0,0	7,3	11,9	25,1	59,6		69,8	23,5	117,9
Maximum	30,0	0,0	20,0	34,0	74,0	199,0		201,0	67,0	367,0
Minimum	0,0	0,0	0,0	0,0	0,0	10,0		0,0	0,0	10,0
Keramik + FGF										
n	6	6	6	6	6	6	0	6	6	6
Mittelwert	3,3	0,0	0,0	0,0	3,3	43,8	0,0	65,0	51,8	160,7
Standardabw.	7,5	0,0	0,0	0,0	7,5	27,4	0,0	38,4	61,9	115,1
Maximum	20,0	0,0	0,0	0,0	20,0	74,0	0,0	111,0	152,0	324,0
Minimum	0,0	0,0	0,0	0,0	0,0	0,0	0,0	0,0	0,0	0,0
Keramik + Mark										
n	8	8	8	8	8	8	8	8	8	8
Mittelwert	3,6	0,0	3,6	0,0	0,0	95,6	0,0	136,2	96,2	327,9
Standardabw.	6,9	0,0	9,6	0,0	10,8	100,5	0,0	133,8	179,8	384,0
Maximum	20,0	0,0	29,0	0,0	29,0	324,0	0,0	387,0	555,0	1266,0
Minimum	0,0	0,0	0,0	0,0	0,0	0,0	0,0	0,0	0,0	0,0
Keramik + Mark + FGF	*Kallus* *4. Woche*					*Kallus* *8. Woche*				
n	7	7	7	7	7	7	7	7	7	7
Mittelwert	1,0	0,0	0,0	0,0	0,0	68,5	0,0	74,5	73,4	216,5
Standardabw.	2,4	0,0	0,0	0,0	0,0	30,9	0,0	137,9	107,9	173,0
Maximum	7,0	0,0	0,0	0,0	0,0	134,0	0,0	409,0	256,8	543,0
Minimum	0,0	0,0	0,0	0,0	0,0	40,0	0,0	0,0	0,0	52,3
Keramik + Mark	*Kallus* *6 Monate 4. Woche*					*Kallus* *8. Woche*				
n	8	8	8	7	8	8	8	8	7	8
Mittelwert	88,0	0,0	5,2	42,4	130,2	127,7	0,0	40,2	60,0	220,4
Standardabw.	94,5	0,0	10,4	40,8	102,7	107,3	0,0	43,1	30,8	131,5
Maximum	321,0	0,0	31,4	125,6	321,0	373,6	0,0	110,8	100,9	375,0
Minimum	21,5	0,0	0,0	0,0	25,9	23,4	0,0	0,0	12,2	35,7

Tabelle 4. Zusammenfassung der Meßergebnisse für die extrakeramische Kallusmessung

	8. Woche					12. Woche				
	Kallus Dorsal	Ventral	Medial	Lateral	D+V+M+L Gesamt	Kallus Dorsal	Ventral	Medial	Lateral	D+V+M+L Gesamt
Keramik										
n	7	2	7	6	7	7	7	7	7	7
Mittelwert	86,7	109,5	124,7	49,5	253,9	90,3	37,4	132,9	85,4	308,6
Standardabw.	87,7	109,5	116,9	55,7	197,4	79,7	50,4	141,2	58,1	184,7
Maximum	270,0	219,0	270,0	147,0	520,0	230,0	139,0	373,0	170,0	624,0
Minimum	13,0	0,0	0,0	0,0	17,0	0,0	15,0	0,0	0,0	20,0
Keramik + FGF										
n	6,0		6	6	6	6	6	6	6	6
Mittel	110,8	0,0	141,2	84,3	336,3	101,0	14,0	134,0	64,3	299,3
Standardabw.	76,8	0,0	110,7	85,4	211,5	78,4	31,3	66,7	50,3	139,5
Maximum	260,0	0,0	264,0	209,0	618,0	250,0	84,0	245,0	160,0	558,0
Minimum	0,0	0,0	0,0	0,0	0,0	0,0	0,0	40,0	0,0	126,0
Keramik + Mark										
n	8	8	8	8	8	8	8	8	8	8
Mittel	222,9	0,0	251,5	244,6	719,0	135,9	0,0	200,0	188,9	524,7
Standardabw.	147,8	0,0	186,7	210,0	504,5	98,4	0,0	113,6	105,1	228,7
Maximum	479,0	0,0	561,0	663,0	1554,0	355,0	0,0	440,0	333,0	898,0
Minimum	68,4	0,0	0,0	0,0	110,1	50,9	0,0	23,3	0,0	175,7
Keramik + Mark + FGF		6 Monate				Kallus	24. Woche			
n	7	7	7	7	7	7	7	7	7	7
Mittel	177,1	0,0	112,3	109,8	399,2	201,9	35,9	110,1	153,0	465,0
Standardabw.	85,8	0,0	153,9	144,0	246,0	110,1	87,9	84,7	162,4	283,9
Maximum	282,0	0,0	473,0	397,0	728,0	434,0	251,3	537,3		1098,3
Minimum	46,4	0,0	0,0	0,0	125,0	62,3	0,0	11,8	18,2	207,9
Keramik + Mark	Kallus	16. Woche				Kallus				
n	8	8	8	8	8	8	8	8	8	8
Mittel	160,6	0,0	71,6	122,8	355,0	63,6	0,0	45,9	71,6	181,1
Standardabw.	70,8	0,0	44,0	80,7	133,9	43,9	0,0	38,5	22,6	71,8
Maximum	259,8	0,0	136,0	246,3	543,1	158,4	0,0	125,2	111,0	314,6
Minimum	23,9	0,0	0,0	0,0	89,3	10,5	0,0	0,0	38,8	93,0

Tabelle 5. Zusammenfassung der Flächenbestimmungen der Mikroradiographien in den Keramikgruppen

Keramik	Porosität (%)	Knochen (%)	Rel. Knochen (%)
n	6	6	6
Mittel	58,3	20,6	33,9
Standardabw.	6,6	11,6	15,2
Maximum	68,9	43,7	63,5
Minimum	47,1	11,5	20,5
Keramik + FGF			
n	5	5	5
Mittel	69,5	38,9	54,4
Standardabw.	9,4	17,2	20,6
Maximum	80,0	64,3	88,7
Minimum	52,4	18,4	31,4
Keramik + Mark			
n	8	8	8
Mittel	66,2	32,2	48,0
Standardabw.	7,8	8,5	8,8
Maximum	76,0	46,7	63,1
Minimum	50,8	20,0	34,3
Keramik + Mark + FGF			
n	7	7	7
Mittel	62,9	30,5	48,0
Standardabw.	4,4	8,9	12,3
Maximum	69,6	42,8	61,5
Minimum	57,8	11,9	20,6
6-Monatstiere			
Keramik + Mark			
n	8	8	8
Mittel	68,2	44,0	63,6
Standardabw.	6,8	11,7	12,7
Maximum	80,6	60,3	86,6
Minimum	59,2	24,4	41,3

Springer-Verlag und Umwelt

Als internationaler wissenschaftlicher Verlag sind wir uns unserer besonderen Verpflichtung der Umwelt gegenüber bewußt und beziehen umweltorientierte Grundsätze in Unternehmensentscheidungen mit ein.

Von unseren Geschäftspartnern (Druckereien, Papierfabriken, Verpackungsherstellern usw.) verlangen wir, daß sie sowohl beim Herstellungsprozeß selbst als auch beim Einsatz der zur Verwendung kommenden Materialien ökologische Gesichtspunkte berücksichtigen.

Das für dieses Buch verwendete Papier ist aus chlorfrei bzw. chlorarm hergestelltem Zellstoff gefertigt und im pH-Wert neutral.

Druck: Saladruck, Berlin
Verarbeitung: Buchbinderei Lüderitz & Bauer, Berlin